零極限・第五真言

荷歐波諾波諾的進階清理與釋放

喬・維泰利（Joe Vitale）著　張國儀 譯

讀者好評推薦

★很棒的新資訊，爲我開啓了更寬闊的視野，也讓我能更有效也更全面地進行荷歐波諾波諾清理。

★這是本關於清理我們身上包袱很棒的書，讓我們有絕佳的理由繼續清理自己。這本書充滿了啓發性！

★我隨時都能保持在平靜的狀態中，也會提醒自己書中關於清理和清除的重點。知道我們可以受到靈感的啓發，讓我覺得人生好過多了。

★我非常樂意將本書作者提到的觀點，加入我所收藏的荷歐波諾波諾書籍系列當中。

【目錄】

前言

第五眞言：爲荷歐波諾波諾增添全新面向

讓喬．維泰利一砲而紅的，應該是二〇〇六年引發轟動的電影《祕密》（*The Secret*），其中談到了吸引力法則，以及它如何幫助你變得更成功也更快樂。你也有可能是因爲暢銷書《零極限》（*Zero Limits*）而認識他，這本書介紹了神祕的夏威夷療法荷歐波諾波諾（ho'oponopono），以及喬的老師——伊賀列阿卡拉．修．藍博士。

過去逾三十五年間，喬對於靈性成長、財富、行銷及生活各面向的想法，持續不斷在改變。他在一九八四年寫了第一本書《禪與寫作的藝術》（*Zen and the Art of Writing*），到了二〇二〇年，又在G&D Media出版了《結果的藝術與科學》（*The Art and Science of Results*），該書主旨是他最受人推崇的想法，也就是：**我們必須清理自身內在的障礙，才能夠達成想要的**

目標。

有兩個特點在本書中尤其明顯。首先，喬總是能夠掌握最先進的主題，無論是行銷生意，或是讓你的靈魂獲得靈性成長；再者，他有種獨特的能力，可以用清楚有趣又易懂的方式與所有人溝通這些想法，讓大家都能輕鬆掌握並從中獲益。

本書闡述的是時代最尖端的靈性指導。喬在揭露荷歐波諾波諾的四句話時，就已經改變了個人與靈性成長的對話方式，並讓眾人明白它與從個人意向或自我打氣為出發點的傳統方法有多麼不同。

在本書中，喬揭露了心中按捺已久的第五句話，在此之前，他只會跟通過進階認證的荷歐波諾波諾個案透露，而這第五句話也為這個古老的夏威夷療法增添了全新面向。他更將最初始的荷歐波諾波諾教材帶入全新、進階的層級，教導你該如何進入靈性成長的下一個階段，他稱之為「覺醒」。

本書呈現了喬探討的最新內容。你立刻就會發現，他在說明這些進階方法時，並不會像其他靈性大師那樣難以親近。他像個同行旅伴為你說明，在踏上這段靈性之旅的路途中，與你時刻相伴左右。

一九七〇年代，喬在美國達拉斯無家可歸，工作狀況岌岌可危，同時也處於情緒的谷底。儘管後來他在財務與名聲上都有了一番成就，在情緒與靈性的成長也超越了自己的想像，但依然自視爲靈性道路上的初階行者，也依然和你這位同行旅伴一樣，每天都要面對個人與靈性上的挑戰。

然而，喬窮盡一生的學習、練習與經驗，也讓他找出一套面對挑戰的解答，更重要的是，如何利用這些挑戰，將之視爲另一條通往個人成長與探索的道路。就在喬揭露第五眞言之際，準備好進入全新的靈性境界吧。

第一章
不再與源頭分離

荷歐波諾波諾就像是一把扳手，你用它來開啟所有在此刻阻礙你接收禮物的東西，讓你看見接下來為你準備的一切。請把荷歐波諾波諾當作現成的工具使用，幫助你前往下一個療癒階段。

與源頭分離的現代人

本書探討的是如何克服我們的小我及生命的各種幻象，進入我所謂的「神性」之中。爲了讓我自身成爲更清明的溝通管道，我想用以下禱詞和祝願來開始：

噢，無所不能的聖靈，請透過我親愛的高我，清理此處所有的負面能量，無論是內在還是外在，使之成爲祢降臨的完美管道。

此時此刻，在我們生活的社會中，有各式各樣的分裂，包括文化問題、政治、收入及許多其他議題。同時，我們也經常聽到有人說，現在人經歷的焦慮、挫折及其他各種情緒狀態，比過去（或說二十年前）嚴重許多。

讓我們從我的老師，修．藍博士說過的一句話開始——雖然這句話其實可以追溯到更久之前，一八五八年亞伯拉罕・林肯的演講，以及源頭的《聖經》（馬太福音 12:25；路加福音 11:17）：「一城一家自相紛爭，必站立不住。」對國家、社群、組織和家庭來說如此，對個人來說亦然。在人類這個大家庭中，個人是最基本的單位，當個人分裂，家也會跟著分裂。

現下衆人的分裂狀況，比起二十年前更加劇烈，也更爲失控，但我認爲這個看法很狹隘。我寫過關於 P. T. 巴納姆（P. T. Barnum，十九世紀巴納姆與巴利馬戲團共同創辦人）的書，也寫過談論一九二〇年代心靈作家布魯斯・巴頓（Bruce Barton）的書，我很清楚不同時代的人經歷的各種困境。最近，我很認眞在探索古希臘的斯多噶主義學派，也就是說，我對兩千年前的苦難也略有研究。

我們今日看見的狀況其實一直在發生，一點都不是新鮮事。今日所見之所以與過往不同，是因爲我們感受得到且置身其中，這些事正發生在我們身上。此外，社群媒體把所有事情放大到前所未見的程度，有人只是不小心踢傷了大拇指，就大聲嚷嚷著讓全世界都知道。突然間，踢傷大拇指彷彿是件了不得的大事，事實上根本並非如此。

沒錯，我們確實正在經歷艱苦的狀況，就美國來說，人們經歷過南北戰爭和經濟大蕭條，親眼見識過世界各地各種不忍卒睹的殘酷情狀。我也去過一些曾因殘暴歷史而被無情撕裂的國家。

為自己創造的現實負起全責

分裂這個概念一點都不新，但我們該如何處理它？我們很清楚，真正的分裂其實存在於個人與我所謂的「神性」之間。荷歐波諾波諾指稱的就是神，有時候是多位不同的神。修·藍博士常稱之為神聖的事物、偉大的謎團、神性。

每個人都感覺到自身與神性的分離。當我們發現自己與「源頭」分離，就會覺得脆弱難當：沒有人可以保護我們，我們孤零零活在這個星球上。無論是什麼觸發了我們內在的恐懼（可能是報紙、媒體、臉書、Instagram），似乎全是藉由傳送負面能量達成的。只要我們感到不完整，就會在情緒上受到這種負面能量的影響，而這會讓我們很痛苦。

荷歐波諾波諾能夠怎麼幫助我們？在夏威夷語，也就是這個詞最原始的出處中，荷歐波諾波諾的意思是「使之正確」，意思是要修正我們的認知——我們對於人生、政治、其他人，以及社交圈的認知。正是這些認知創造了我們厭惡的各種事物。這是個既深沉又複雜的議題，而我將在本書中一一說明。

我寫的《零極限》在二〇〇七年出版，它的足跡遍布全世界各國，創造了許多追隨者。二〇一三年，續集《新・零極限》（*At Zero*）問世。因爲這些書的緣故，我聽說有許多人把荷歐波諾波諾應用在所有事上，無論是治療寵物，還是修復與家人的關係。我也聽說有人運用它來增加財富和成功，並達到預設的銷售數字。一直到此刻，我也已經運用它接近十五年了。荷歐波諾波諾的四句話如下：

「我愛你」
「對不起」
「請原諒我」
「謝謝你」

這四句話已經成爲我腦袋裡的背景聲音。爲什麼事情會發生？爲什麼我想要它發生？在本章開始的禱詞中，我請求神性清理我，好讓我完全清明地處在當下這一刻，聽見神性的聲音。愈能清楚聽見神性的聲音，我就愈完整，而分裂的部分也愈少；這麼一來，我就更有能力透過本書接收到能夠幫助眾人的靈感。

直白來說，**荷歐波諾波諾是一條帶你離開地獄的路**，就讓我用淺顯易懂的方式來解釋這個部分。我曾出現在《祕密》這部電影中，它談的是吸引力法則、正面思考，以及思想的力量。如同古代斯多噶主義的追隨者及當中最知名的擁護者，羅馬帝國君王馬可・奧理略所說：「鼓舞人心的話語，能夠讓人撐過這一天。」從這個觀點來看，要感謝老天爺給了我們這些話語，因爲我們一定都有需要靠這類支持話語才能撐過去的時刻，像是大家都聽過的那句老話「你一定做得到」。馬可・奧理略說：「如果你能夠忍耐，那就忍耐。」但到了某個程度，這些勵志話語會變得令人無感，而荷歐波諾波諾可以讓你不再需要它。

許多現實狀況都是我們共同創造出來的，我們將內在創造的一切顯現於外。絕大多數人並不知道這一點，也從來沒聽過這種說法。即便聽過「嘿，是你自己共同創造出屬於你的現實」這句話，我們會反駁、忽略、抗拒，會拒絕它用任何一種方式或形態，鑽進我們的耳裡。

荷歐波諾波諾教導我們，要爲自己創造出來、厭惡不已的現實狀況負起責任。當我們願意爲此負責，就能運用荷歐波諾波諾。除了這四句話，還有許多技巧能夠協助清理那些一開始就是由我們自己創造出來的東西。

我們會用「我愛你」「對不起」「請原諒我」「謝謝你」清理無意識的信念，那是我們的一部分，它躲藏在暗影之中，不斷製造我們的「程式」。我們會用荷歐波諾波諾刪除這個程式，之後就能擺脫它，也不會再製造。

荷歐波諾波諾讓我徹底改變

一九七〇年代後期，身在達拉斯的我是個無家可歸的人，就這樣度過了十年左右的貧困生活。儘管我在一九八四年出版了一本書，但一切船過水無痕，像是曇花一現。這本書沒有帶給我任何幫助，我依舊處於破產狀態，也依然一無所覺。

慢慢地，靠著堅持不斷在自己身上用功、處理內在的無意識信念，我從一九九〇年代開始又能出書了。隨著網際網路興起，我幫自己取了個名字，成爲衆多開創網路行銷的先鋒之一，並寫了最早關於網路行銷的書，書名是《網路寫作》（*Cyber Writing*）。

到了一九九八年，我的第一部有聲書《無恥行銷力量大》（*The Power of Outrageous Marketing*），成爲我人生的轉捩點，也是非常值得慶祝的起因。這部有聲書讓我在網路上以行銷專家的身分稍微有了一點聲量，一個無法無天的行銷專家，也是一名廣告文案。

我依然保有靈性的那一面（我一直都有，從還是個孩子時就是如此）。當時我閱讀了羅伯特・柯里爾（Robert Collier）的作品、各種形上學書籍、拿破崙・希爾的《思考致富》（*Think and Grow Rich*），以及其他同類型的書。

起初我寫了本小書，書名叫《靈魂行銷：一年內賺進超過百萬美元》（*Spiritual Marketing*），表現非常好，紐約時報爲它寫了一篇報導。這是一本隨買即印的書，一家大型出版商相中了它，但不喜歡書名，所以我們把書名改成了《相信就可以做到》（*The Attractor Factor*）。這是第一本討論吸引力法則的暢銷書。一位來自澳洲的女士打電話給我，跟我說：「嘿，我想拍一部有關吸引力法則的電影，希望你參與演出。」我從來沒有拍過電影，感到非常榮幸，事實上遠遠不只是榮幸而已——這部電影就是《祕密》。《祕密》改變了所有人的人生，包括我，同時也讓我邁向新的事業方向，成爲靈性導師。

這時候的我依然持續鍛鍊自己、探索靈性，嘗試揭開宇宙的奧祕。儘管我已經學會網路行銷、廣告文案撰寫、靈性、羅伯特．柯里爾、吸引力法則、祕密，我始終沒有停下腳步，依然感到不滿足，這裡面似乎少了點什麼——我就是在這個時候學到了荷歐波諾波諾。一開始我對它嗤之以鼻，因爲我想：「這也太荒唐了吧，太離譜了，怎麼可能只要對自己說這幾句話就能改變其他人，還可以改變整個地球？」

當然，我在《零極限》中說過這個很有名的故事，關於一位治療師（修．藍博士）用荷歐波諾波諾治癒了整間醫院裡所有罹患精神病的罪犯。這怎麼可能？當時的我覺得這實在太荒唐了。

我花了一整年才接受荷歐波諾波諾有可能讓世界有所改變，接著我完全投入其中，開始撰寫《零極限》。這本書在二〇〇七年出版──跟《祕密》這部電影差不多同一個時間。諷刺的是，就在《祕密》讓我因吸引力法則而開始走紅之際，我已經對它失去了興趣，因爲荷歐波諾波諾占據了我全部的心神。同時我也逐漸解開了意識狀態的謎團，明白《祕密》和吸引力法則其實是比較低階的意識。如果你想要再上一層樓，就要進入零極限的狀態──而那也正是荷歐波諾波諾的所在。

隨著練習荷歐波諾波諾，我變成了截然不同的人：不再那麼容易受到欲望驅使，而是更加跟隨靈感的啓發；不再凡事以達成目的爲導向，而是以靈感爲依循；不再只追求小我想要的事物，而是把更多精力放在我所謂的偉大事物（或修・藍博士所稱的神性）告訴我該做的事上。我的內在出現了重大的轉變。

我持續從荷歐波諾波諾中發掘到更多，也持續研究它；與此同時，也時時刻刻領受神性的指引，而這也正是爲什麼我們需要第五句話的原因。第五眞言是神性直接發出的靈感，我會在第四章說明。

發現並消解身體病痛與情緒

無意識充滿各種限制、程式設定與信念系統——這是我們的意識沒有察覺到的心理框架，而它會透過我們的肉體來展現。

已故的約翰．薩諾（John Sarno）是位復健醫學教授，專長是處理背痛問題。他發現，背痛其實來自壓抑的怒氣。飽受背痛所苦的人看起來一點都沒有滿懷憤怒的樣子，還很可能是我們這輩子見過最溫和柔順的人。這就是無意識會耍的把戲，而這麼做的原因是要保護這個人，讓他不要感到憤怒難當，因爲無意識認爲：「這個人無法面對這麼巨大的情緒爆發，所以就找他肉體最脆弱的地方把這份怒氣宣洩出來吧。」而對薩諾醫師來說，這個地方就是背部。這種疼痛跟受傷與否一點關係都沒有，跟椎間盤突出也無關，因爲很多椎間盤突出的患者並不覺得疼痛。薩諾醫師發現，這是無意識嘗試表達自己的方式。

那麼，這跟荷歐波諾波諾有什麼關係呢？荷歐波諾波諾的功用，就是發現並消除造成健康問題的無意識信念。很多人不管碰上什麼病症都會使用荷歐波諾波諾，從萊姆病、克隆氏症到癌症都有，甚至是那些找不出病因且久久無法痊癒的病痛。

幾年前，我母親被送進俄亥俄州一家醫院的加護病房，我和家人接到緊急通知，院方告訴我們已經沒有辦法了。

加護病房裡只有三個人，我母親之外的兩個人，都在我待在病房的期間內過世了。我看著母親，各種情緒在體內翻騰——我感到憤怒，對她、對自己、對神。爲什麼會這樣？我試著找一個可以怪罪的人。我擁有的是形上學及行銷學學位，而不是醫學，還能怎麼做？就只有荷歐波諾波諾了。

我坐在病床旁的椅子上，其他家人也待在病房裡，正各自悲傷難過著。

我坐在那兒默念「我愛你、對不起、請原諒我、謝謝你」，一遍又一遍。我這麼做不是要讓她好起來，而是爲了讓自己平靜一點，這也是荷歐波諾波諾存在的意義——幫助你找到內在的安詳與平靜。當你到達那個所在，外在世界就能以改變作爲回應。我持續在自己身上下工夫，一直到算得上是平靜下來爲止。我並非百分之百平靜，但已經足夠了，所以我心想：「我現在沒事了。」接著醫生和護士走進病房，跟我們說該離開了。

隔天，我接到電話。我母親的狀況好轉了，想回家。事實上她也眞的出院回家，後來又多活了三年。

是荷歐波諾波諾治癒了她嗎？根據理論所說，外在世界其實是我們內在的反射。看著外在世界中的我母親，某種程度上可以說我看到的是個假象。就如同佛陀所說，人生如夢幻泡影，只是我們自以爲那裡有東西存在而已。我們看到的外在世界，其實是內心的投射，如果我能好好處理內在無論因何而生的不平靜，然後平靜下來，就能改變自己製造出來的幻影假象。而在這件事情上，看起來確實有效。

我剛才描述的是對我個人來說非常強烈的一次情緒經歷。那麼，荷歐波諾波諾如何協助處理我們文化中產生的各種情緒問題呢？

就我的看法，荷歐波諾波諾在處理情緒問題上的效果既快又好，而且很深入，因爲情緒像野火燎原，會占據你所有的注意力。說出「我的腳很痛」，跟說出「我想自殺」是兩回事。當你發覺這種原始情緒出現，不要逃避，反而要抬頭挺胸面對。尊重它、砥礪它、擁抱它，對它說那四句話，還有，我之後會提到的第五句話。

一旦你試著這麼做，就會感覺到荷歐波諾波諾，它也會開始作用。你的情緒會啓動它，而它會去找出你的情緒是從哪裡來的。情緒通常都是由某個念頭觸發的，絕大多數都與回憶有關。這是個鐵則，每當有人感受到情緒排山倒海而來，通常都是因回憶而起。對荷歐波諾波諾來說，要麼就是由記憶而來，要麼就是由靈感而來。

對九九·九九%的人來說，我們都是出於記憶。所有的一切都在提醒我們其他一些事。我們並沒有處在當下，沒有懷抱一顆純粹的心，體認到這是一個完整連續、無法複製的奇蹟。絕大多數的人隨時都心有旁騖。

當你感覺到這樣的情緒，無論究竟發生了什麼事，就我的評估，你都應該要去找出它從何而來。引發這種情緒最根本的原因是什麼？當你去尋找源頭時，唯一要做的就是說「我愛你、對不起、請原諒我、謝謝你」，把這幾句話當成咒語、禱詞或請求，當你感受到情緒，在心裡對自己這麼說。你可以對神說、對大自然說、對大地之母說、對偉大事物說、對宇宙的偉大謎團說。伊斯蘭教徒說，神有九十九個名字，搞不好還更多，而修．藍博士稱之爲神性。

你在向神性請求，請祂解開、釋放、清理並移除那份情緒。荷歐波諾波諾可以消解身體病痛，也同樣可以消解情緒。請回答以下問題：有什麼你不喜歡的東西在你內心翻攪？把答案寫下來。現在對這件事施行荷歐波諾波諾，因爲它就是這麼有效。你是在跟神性一起處理問題，所以沒有任何限制，你可以到達平靜之所在。

荷歐波諾波諾的目的就是整合、完整、平靜——還有控制。許多人都在尋求控制的能力，卻沒有發現他們其實控制得比自己以爲的還要好。很多人發覺身體或情緒上有問題時，都會覺得失去了控制力，覺得身上有事正在發生，感到混亂失序，導致睡眠、壓力、身體問題，還有家人和人際之間的問題。他們希望有某樣東西能讓他們重新取回控制權。

常見的方法會鼓勵我們重新取回生活的控制權：用徹底清除的方式來控制疾病，控制你的人際關係和各種意念。荷歐波諾波諾能夠療癒這些問題，但並不一定是從控制的角度。事實上，部分問題就來自你自以爲能夠掌控這一切，因爲其實你不能。這也是吸引力法則運動犯的錯誤：你**確實**握有掌控權，但你無法掌控一切。你擁有的比你想像的還要多，但這一切並非由你做主。你不是神。你可能很神，但沒有神到那個地步。與此同時，你仍然有足夠的決定權，去選擇對你有幫助的事物。

前往下一個療癒階段的神性工具

最近我買的運動器材剛到貨，但需要一把扳手才能組裝。我沒有扳手這種東西。我不是個會買工具的人，從來就不會組裝任何東西。但我需要一把扳手，我知道得去買一把回來，才能拆開零件，把運動器材組裝起來。

荷歐波諾波諾就像是一把扳手，你用它來開啓所有在此刻阻礙你接收禮物的東西，讓你看見接下來爲你準備的一切。我並不想要一生一世和荷歐波諾波諾永不分離，也不想受限於它。我想把荷歐波諾波諾當作現成的工具使用，幫助我前往下一個階段。

荷歐波諾波諾是種工具，一個非常厲害、有如天堂般美妙、來自於神的工具。它很簡單、很容易，完全免費，而且可以幫助你更上一層樓。就像我先前說的，荷歐波諾波諾是一條帶你離開地獄的路。當你離開了地獄，可能會去搭公車、飛機，又或是做些完全不一樣的事。

第二章
生命白板

我們並不了解生命。生命是個廣袤無邊的謎，但在這個謎團的背後正是其精髓所在，我們得以見證自己是其中的一部分。當我們開始見證自己，擦去白板上的所有東西，你會開始活在零極限的狀態，也會聽見靈感對你低語。當你聽見時，請做好準備，因為如此這般神妙的奇蹟的的確確會發生。

白板就這樣出現在我腦中

在進入更進階的荷歐波諾波諾之前，先介紹一下「生命白板」這個概念。這是受到靈感啓發的影像，在我和修．藍博士一起工作並親身實踐荷歐波諾波諾之後出現的畫面。

修．藍博士用了「處在零的狀態中」這個說法，而這也是我第二本荷歐波諾波諾相關書籍《新．零極限》的書名由來（譯注：該書原文書名爲At Zero）。他所謂的處在零的狀態中，是指你處在沒有任何記憶會干擾當下的地方，可以接收到他所稱的神性傳送給你的靈感。處在零的狀態中，那裡沒有任何干擾、沒有任何信念，也沒有任何修．藍博士所謂的「資料」。

資料指的是心智的包袱，包括它的故事、定義、信念——也就是你的心理框架。當這些資料藉由施行荷歐波諾波諾而被移除之後，你會來到一個純粹的所在，有些文化稱之爲開悟或悟道。

修・藍博士和我稱這個境界爲「零極限」。當你處在零的狀態，你就沒有任何限制，因爲限制是人自己造出來的，是我們的心智架構出來的。

隨著我開始熟悉何謂處於零的狀態中，偶爾可以在靜心或施行荷歐波諾波諾時到達那個境界，而白板的影像就這樣出現在我腦中。你可以在白板上寫東西，也可以把上面的東西擦掉。

我感覺到這個影像來自靈感的啓發。我並沒有想獲得這個影像，或去做任何事讓它出現。但有天我突然想到，荷歐波諾波諾就像是在和白板周旋。

我們所有的信念都寫在這塊白板上，但這塊白板卻躲在信念的背後，當你把白板上所有的東西都擦掉，就能看見白板的純粹。這就像是處在零的狀態中：你把白板上的所有東西都擦掉，就這樣，你到了一個什麼都沒有的地方。這個什麼都沒有本身實際上也是種狀態，而這個狀態就是所謂的神性，我們稱之爲「零」。

幾年前，我在變革領導大會（Transformational Leadership Council）上以荷歐波諾波諾爲主題做了一場演講。當時我放了塊白板在旁邊，問所有人：

「告訴我當你們想要獲得成果、讓事情變得明朗、讓身體健康，或是想達到什麼目的時，最愛用的方法是什麼。」

大家花了十到十五分鐘分享，接著我說：「把你們說的全寫在白板上。」當大家都寫完後，你根本看不見白板長什麼樣子了。於是我說：「那塊白板怎麼了？」

這所有的方法和技巧，儘管在某些狀況下確實有用，實際上卻妨礙了你去體驗神性。接著換我繼續，我開始把白板上所有人告訴我的東西都擦掉，等我擦乾淨之後，大家又能看見白板了。

你可以從那張白板獲得靈感，也可以傳送你的要求到零的狀態，這就像是在和神進行對話。

搖搖生命的神奇畫板：打破做自己的習慣

有次在研討會中，有個人說：「這個白板有點像是神奇畫板。」你大概知道，神奇畫板是個玩具，可以藉由旋轉板子上的鈕來畫圖，在上面畫各種奇形怪狀的物品、線條和方框。最後你可以拿起畫板，倒轉過來搖一搖，上面畫的東西就會全部消失不見。這就是那塊白板，這就是神奇畫板法。荷歐波諾波諾就是來自神性的神奇畫板和白板。

事實上，你可以說這塊白板反映了我們對自己的想法。我們都會把自己分類：「我是個保守的人」「我是個崇尚自由的人」「我是天主教徒」「我是猶太人」「我很外向」「我很內向」。我們看到的自己，絕大多數都是畫在白板上的圖案，而不是白板本身。

此外，絕大多數圖案都來自其他人。心理學家說，你對自己大部分的認知，都是在六到七歲時就被灌輸或設定好的。在那個時候，你其實還不知道這個世界是怎麼一回事。你並不知道自己內在的反應，或是與其他人或這個星球之間有什麼樣的關聯，但你已經對自己這個人有了定論。你已經爲自己貼上了標籤，這很大一部分是因爲其他人先幫你貼了標籤，而你接受了那些標籤。

三十或四十年之後，你看著自己說：「這就是我。我是怎麼變成這樣的？這其實並不是我。這是我在成長過程中，從父母、祖父母、叔伯阿姨，還有其他所有人那裡得來的我。」從很多方面來說，這個資料也是個假象。只要你還相信並願意持續不斷重複，它就是眞的，但其實你可以放下。

激勵講師東尼．羅賓斯（Tony Robbins）說過一個很棒的故事：有位思覺失調症患者的其中一個人格罹患某種疾病，另外一個人格則擁有某種才華；而他還有另一個人格既沒有健康問題，也沒有那種才華，卻有其他的狀況——到底哪一個人格才是眞正的他？還有個著名案例是一位名叫西比拉的女子，一個人就擁有十六種不同的人格。你不禁要懷疑，當我們談到人的性格，究竟什麼才是眞的。其實絕大多數都不是眞的。

我曾在俄羅斯與教育家喬・迪斯本札（Joe Dispenza）博士同臺，他花了很多心力教人打破做自己的習慣。事實上，這正是他一本著作的書名：《未來預演》（*Break the Habit of Being Yourself*，譯注：原文書名意爲「打破做自己的習慣」）。

你要怎麼做到「不做自己」呢？第一個假設就是，你並不是你所以爲的你。一旦你能掌握這個想法，就可以開始思考第二個前提：你想成爲什麼樣的人？

荷歐波諾波諾在不同的領域全都能發揮效用。它是個古老的夏威夷療法，早已經過多年淬鍊，雖然那並不是我們現在施行的荷歐波諾波諾。早期的版本現在還是有人使用，那是一種團體式的問題解決法，通常由一整個部落或家族一起進行。整個過程會由一位年長、類似族長的角色或治療師來聆聽問題何在；然後，他會請跟這個問題相關的所有人各自不斷複誦「對不起」和「請原諒我」。

我在此處討論的荷歐波諾波諾版本來自莫兒娜・西蒙那（Morrnah

Simeona, 1913-92）這位卡胡那（Kahuna），也就是夏威夷語的祭司，而她也被認爲是位開悟的人；她教導了修．藍博士。她從神性接收靈感：持續不斷回到空無一物的白板，去到零的狀態，這樣她便可以接收資訊。

一九八〇年代，莫兒娜向這個世界宣告：「你不需要其他人，因爲你**就是**他們，他們全都是你的反射。某種程度上，他們是你的一部分。你可以在內心使用這個團體療法，只要跟神性說話並重複說『我愛你、對不起、請原諒我、謝謝你』，就可以了。」

很多人都會懷疑，我們是不是眞的能夠將過去定義我們的東西從白板上抹去，並寫上期望的事物。眞的有這麼簡單嗎？那些寫在基因裡，我們根本無從掌控的東西又該怎麼辦呢？有些人會說「我繼承了聰明的基因」，或是「我繼承了疾病的基因」，他們可能會認爲，某種無法逃避的人生現實早已經寫好在我們的白板上。

很多人相信這種說法。事實上，關鍵就是：信念。只要你相信，它就是眞的。「如果你擁有會朝某個方向發展的基因，就會朝那個方向發展，因爲你沒辦法改變基因。」之前所有人都相信這種說法，覺得理所當然。

今天，科學家已經握有確鑿的證據：你不會受到基因的侷限，並不會被困在某種注定好的人生裡。生物學家像是布魯斯・立普頓（Bruce Lipton）也說，這根本就不是眞的。你並不會受限於你的基因，事實上，你會根據自身的意識狀態，來開啓或關閉你的基因。其他專家（像是之前提過的迪斯本札博士）也說過類似的話。你的基因在身體裡，幾乎可以說是在等著你下指令。

這些新銳科學家一直都在研究罹患過癌症的人的背景，通常會發現，這些病人都有過創傷經歷。有些科學家認爲，疾病是一種試圖化解衝突的方法：有些人無法找到方法去化解發生在身上的事，精神衝突在內心上演，因此陷入絕望的狀態；而身體感覺到這種黑暗，就啓動了引發癌症的細胞。

你也可以用同樣的機制關閉這些細胞。這就是爲什麼迪斯本札博士要教導大家進入感恩狀態，一種充滿愛的狀態之中。最重要的是，你會來到源頭——生命的源頭。如果你在精神、靈性和情感上都去到那裡，就能體驗到愛，並開啓自身擁有的療癒能力。

我記得不久前曾想過：這世上是否有不可能的事，是否眞的有我們做不到的事。我一件都想不出來。我們也許會覺得這不可能，但此時此刻正有人努力想做到，或是已經證明一切都是有可能的。有人努力要達成時間旅行，有些科學家說：「我們已經做過一些實驗，可以倒退或往前大概兩秒鐘。但兩秒鐘已經是個開始，證明時間旅行是有可能的。」

我曾經在部落格介紹我的書《沒有不可能的事》（*Anything Is Possible*）。有人很輕浮地在底下回覆：「那讓斷掉的四肢重新長出來，有可能嗎？」

一開始我想：「你應該要說些人生中難以企及的夢想吧，怎麼會爲了要跟我逞口舌之快而找一個極端例子呢？」不過接著我又想：「也許他們這麼問是有道理的。」我花時間做了點研究，發現眞的有科學家在研究讓人類的斷肢重新長出來。科學已經證明人並不受限於無法改變的命運，而荷歐波諾波諾讓我們重新坐回駕駛座——或至少是可以共同決定方向的副駕駛座。從這裡開始、從白板開始、從零的狀態開始，那是個沒有限制的地方，你可以想做什麼就去做，或成爲任何你想成爲的人。

有意識地暫停，旁觀想法與身體

讀到這裡，你可能會想知道，該怎麼做才能在每天的日常生活中從這塊白板中獲得幫助，並開始利用各種可能性。

一開始最簡單的方法之一，就是有意識地暫停。我們生活在一個忙碌的時代，常覺得根本離不開手機，沒有時間放鬆，讓自己安心、平靜下來。我們需要搖一搖神奇畫板：把所有東西關掉，回到零的狀態。每一小時（或至少一天一次）花三十秒或一分鐘，把手機關機放到一邊去。把這當作是靜心，問自己：「我是我的想法嗎？」

如果你暫停的時間足夠，就會聽見：「是的，我就是我的想法。」但這背後又是什麼，說這話的聲音背後是怎麼一回事？你正親眼見證自己的想法。而如果你能見證你的想法，你就不是你的想法。你是個目擊者，正在監看自己的想法。

同樣的情況也會發生在你的情緒上。你有什麼感覺？或許今天是很難熬的一天，或許你感到沉重、沮喪、疲倦、哀傷。

同樣地，你可以從旁監看自己的情緒，描述、報告它們。因此，你不是你的情緒。這是另一個讓你進入零的狀態——找到白板——的線索。

第三個重點是肉體。你得好好進入自己的身體去感受，不是去理解「我就是我的身體」，而是「我正穿戴著一副身體」。同樣地，你也正在從外在監看你的身體，觀察各種動靜：你覺得不舒服、背很痛，或是腳很痛。你正在報告你身體的狀況，因此，你和你的身體是分離的。

雖然這種做法需要花點時間描述，但整體來說並不需要太久。你是駕駛這輛車的人，在赴約之前，先停下來。先深呼吸一口氣，讓自己回到身體裡。你會明白：這個身體只是一套外衣，是我的太空人裝，我現在正穿著它。然後仔細關注自己的感覺；好了，我是有感覺的，但那些感覺並不是我，也就是說，我跟感覺是分離的，或者說我和我的感覺是可以分離看待的。同樣的方式也可以套用在想法上：我正在敘述這一切，但有一部分的我也正在一旁冷眼旁觀一切。

我們愈能夠旁觀，就愈接近零的狀態，也就愈有機會把神奇畫板拿起來搖一搖歸零，更接近那塊空白的白板。當我們坐在那裡擔心、回應大腦裡的所有事情，並感受到因此而生的情緒，就離那個境界千里之遙：我們已經跑得離零很遠很遠，不在那裡了。要暫停、反思、深呼吸，然後再回來。

這樣的練習就跟養成其他習慣一樣：我們必須提醒自己去做。我剛開始學習荷歐波諾波諾時，並沒有把這四句話背起來（事實上，記憶是我最弱的能力，直到現在我還在努力加強這個部分），而是寫下來。我把這四句話寫在小張的便利貼上，然後貼在電腦、冰箱上、浴室裡，還有車子的儀表板上。有段時間我還用墨水寫在手上，最近甚至見到有位女性把這四句話刺在手臂上。總之，用適合你的方法去做就對了。

當你第一次使用那些句子（或是第五句話，等我們講到之後），會感覺既詭異又不舒服，因爲這是一個新習慣的開端。你原本就有的習慣做起來輕鬆簡單，而且你根本不會意識到。你可以隨時都在做那樣的習慣動作，一直做到死爲止，因爲你已經在大腦中設定好那樣的記憶路徑。但當你開始一個新的習慣，例如每天暫停一次，把手機擺到一邊，你可能會需要一些提醒才能做到。

我用手機做各種事，包括設定時間開啓或關閉我的手機。我會選在下午三點鐘做，因爲我會在那個時候做感恩靜心。我設定手機的鬧鐘提醒我時間到了，然後說：「謝謝你，手機，現在該關機了。」你可以利用魔鬼來驅離魔鬼。

你甚至可以在閱讀本書的時候暫停，開始去體驗白板。

更高的力量確實存在

在此讓我強調一個重點。在荷歐波諾波諾中有個底層的信念，那就是知道神性的存在、知道神的存在，也知道有零的狀態或白板存在。祂們不只存在，還是宇宙間的某種智慧。如果你不想說「神」這個字，可以說「這是大自然」，就像斯多噶學派信徒說的。當你處在零的狀態中，你就是最純粹的你，因爲你已經來到了源頭，而那再自然不過。

古時候的夏威夷人信奉非常多神祇，因爲他們很害怕。他們的生活周遭環繞著火山，非常可能會出現洪水和饑荒。他們信奉不只一位神，因爲他們認爲只要幫得上忙都好。

而在修・藍博士的荷歐波諾波諾中，可以說只有單一的源頭，也就是他所謂的神性——坎伯（**Joseph Campbell**）稱之爲偉大的謎團，而我則說那是偉大的事物。我不確定大家是否同意用統一的名稱來稱呼祂，但所有人都同意，那是比我們偉大的東西。有些人直接稱之爲更高的力量，我們可以與之相連，並視之爲夥伴，一股共同創造的力量。

就算人們用理性的方式看待自己的生命，還是得承認，有股神奇的力量在讓心臟持續跳動、讓身體動作、讓呼吸規律、讓肺臟運作——這些都不是我在做的事。就算從生物學來看，這一切都仰賴一個自動運作的系統，但這一切是從哪裡來的，是誰打造了這一切，是誰設計的？難道這一切眞的只是了不起的巧合？看起來實在不太可能，我甚至沒辦法想像這種事要怎麼發生。

而這又帶入了另一個重點：荷歐波諾波諾是從哪裡來的？有些人，包括修·藍博士，猜測它可能來自其他星球；有些人則說，它可能來自亞特蘭提斯這一類很久很久以前就消失的大陸。

最基本的重點就是信念，相信你可以藉由荷歐波諾波諾接觸到一股偉大的更高力量。當你說那四句話時，你是在對著某個東西、某個人、某種能量說。當你這麼做的時候，就是在提出請求，基本上是在說：「我覺得不太舒服，完全不知道爲什麼。我的胃很難受，這個狀況已經持續很久了，我需要有人幫我治療。」而通常你不會知道之所以會如此的原因是什麼。

持續懷抱信心、愛與寬恕

當你這麼做，就是正在將你的請求傳送給源頭，同樣地，你必須懷抱信心，相信問題一定會解決。這就是第一個階段，必須要有信心。

我戴著一枚戒指，這只戒指已經有兩千五百年的歷史，來自遠古的義大利，上面刻著拉丁文「fidem」，意思是「信心」。

我以前沒有戴它的習慣，但修・藍博士要求看這只戒指。我從手指上拔下來，放在他的掌心。他把戒指放在掌中一會兒，說：「你需要戴著它，而且要一直戴著，它會提醒你要一直懷抱信心。」

我說這個故事來幫助大家明白，我們所有人都需要懷抱信心。當有人說荷歐波諾波諾沒有效時，通常是因爲做得還不夠久，沒辦法看到結果；盲目讓他們無法看見正在發揮效力的東西。

我在其他場合也聽過類似的話。電影《祕密》上映時，有很多人表現得很不友善。他們會站起來大聲說：「這根本就是假的，這東西一點用都沒有。」

有個女人說：「肯定句根本沒效。」

「你知道那是種肯定，對吧？」我說。

會說出「肯定句根本沒效」這句話，就表示她確定肯定句無效，意思也就是說——其實它是有效的。很多人會指責那些事實上有效的東西，雖然很可能是因爲他們缺乏清明的心或沒有耐心去看見。或許他們需要教練或師父來指點迷津。

修・藍博士常說：「一旦你看見做了荷歐波諾波諾之後被改變了的一切，就永遠、絕對不會停下來。」

一切都在看不見的後臺被重新整理過了，就像是深夜的鏟雪車一樣。我們睡在舒服的床鋪上，但外面正下著雪。不知道爲什麼，當你一早起床時，道路上已經乾乾淨淨沒有積雪了。這是誰做的呢？

荷歐波諾波諾就像夜晚才出現的鏟雪車和清道夫，他們幫你鋪了一條讓你的人生比較平順好走的路，但你看不到他們這麼做。你不會看見荷歐波諾波諾幫你清除了路上的險阻，讓你能夠平順地度過今天。

還是一樣，這都是信心的功勞，是信任的功勞。有時我採取「這是爲了你好」的嚴厲教育時，會說：「你看，這又不花什麼力氣。說『我愛你、對不起、請原諒我、謝謝你』是有多難？」

如果你不想說那四句話，又或者不了解爲什麼要說那四句話，那就挑一句來說就好。教授荷歐波諾波諾的老師梅波・卡茲（Mabel Katz）說：「只要不斷地說『謝謝你』，你就能改變自己。」就我個人來說，我會選：「我愛你。」

想像你在每天的生活中隨時默念「我愛你」。一開始你可能會想：「最好是啦，我才不愛你。」但當你不斷一次又一次重複念，你的內心狀態就會慢慢跟上。科學家說，我們會傳送看不見的訊號，而其他人能夠感覺得到。當我們走進一場聚會，會感覺到今天有不一樣的人來，而我們只想跟其中一些人說話，不想靠近另外一些人。我們並不是以理性的方式來解讀當下的狀況，而是用無意識在解讀。當我們重複不斷地說「我愛你」，就會傳送出「我愛你」的訊號，而這會改變一切。

很多人都無法說出「請原諒我」這句話，但有位基督教的朋友跟我說：「耶穌在救治人的時候，並不會走過去說：『你被治癒了。』祂說的第一句話是：『你被原諒了。』」在奇蹟出現之前，寬恕是必要的。

荷歐波諾波諾（它某種程度上受到基督教的影響）也包含「請原諒我」這句話，但它並不是懲罰，也不代表你做錯了什麼事。它的意思是，其實你是無意識的：你對自己的信念、程式設定，或者這樣的設定從何而來，是完全沒有意識的。

對閱讀本書的某些人來說，這可能是撼動現實的想法，就像是有人抓住他們用力搖晃，然後說：「這就是你的人生實際上眞正發生的事，雖然你之前從來沒有發現。之前的你一直都無法理解。」而當你眞正理解之後，可能會轉而向神性說：「請原諒我。我完全不知道事情是這樣的。」這就是這句話的由來。

曾經有人問我，荷歐波諾波諾的運作方式和傳統那些有效的概念，比方說設定目標、觀想、肯定句，以及神經語言程式學（neuro-linguistic programming, NLP）有什麼不一樣。我們可以這樣說，這些方法通常都在處理思想與情緒層面的問題，而不是零的狀態或偉大的事物。換句話說，這些方法都是在對白板上的圖案說話，而不是對白板本身。

不須設定意念，只要移除限制

我最喜歡的老師阿諾・佩頓（Arnold Patent）曾說，我們創造的不是源源不絕的豐盛，而是限制。荷歐波諾波諾能夠幫我們移除這些限制。

我最近去了一趟俄羅斯，很多人都在談論如何創造源源不絕的豐盛，他們會問：「把所有關於限制的信念都移除之後，接著要裝什麼東西進來呢？該如何把能夠吸引金錢的信念裝進來？」我回答：「不要裝這些東西，不需要裝進來。」就如同阿諾·佩頓所說，移除所有限制，之後剩下的是什麼？就是源源不絕的豐盛。

荷歐波諾波諾移除的限制是什麼呢？負面信念、限制性信念、從小到大一直都在的框架，以及很可能是繼承而來的匱乏心態。我們可以用荷歐波諾波諾移除這些限制，但之後不需要再裝任何東西進來。

修·藍博士常再三強調：你不需要任何意念、不需要目標、不需要設定目標、不需要跟神性說該怎麼做。神性知道該怎麼做，而且會在你需要知道時告訴你該做什麼。對神性來說，當你有需要時，你就會知道。

有時候，就連說「我不需要意念」這件事本身就是種意念。說出「我希望神性能夠帶領我」這句話，就是種意念。

這實在有點弔詭。對我來說，用傳統的設定目標方式來告訴神性該怎麼做，會帶來反效果，因爲我們表現得好像自己知道得比神性還多。但事實上，只是我們微不足道的小我，試著要用自己的方式來過日子。我不知道宇宙的運行方式和規律，或是世上所有人的抱負和故事，我沒辦法從中找出個道理來。對我來說，比較簡單的方式就是跟神性說：「你知道嗎？你比我聰明多了。告訴我接下來該怎麼做，請你啓發我。」

過去我會談論意念，但膽小懦弱的人才需要意念，它來自我的小我。小我會根據自己相信有可能的事來發出意念，這一切都奠基於過去的經驗——我聽過、讀過、見過及相信的事。而我寧可選擇靈感。靈感直接來自白板、來自零的狀態、來自源頭，而且很可能讓我眼界大開。它可能會叫我去做或說些從來沒想過的事。我寧可追隨靈感，因爲它來自神性的指示，而不是小我。小我應該要聽從神性，而不是反過來要神性聽它的。

就讓我把修‧藍博士教導的荷歐波諾波諾基本原則整理成重點，來爲這一章做個總結。

第一個原則：所有東西都是有生命的

首先，所有東西都是有生命的，這是傳統夏威夷人看待生命的方式。其他文化也有相同的看法，但對我來說這是全新的觀點。當修．藍博士談到萬物都有生命時，一開始我以為他是指我的貓、我的狗、我的親戚等等，但並不是。他的意思是家具、牆壁、地板、椅子、地毯——所有東西。

有次我們要辦一場活動（我想應該是在德州的奧斯汀市），我帶修．藍博士去旅館，在活動前先視察一下狀況。他走進那間會議室，說想跟這個房間說話，而我覺得這麼做實在很古怪（雖然在那個時候，跟荷歐波諾波諾有關的一切對我來說都很古怪）。他跟牆壁說話，還觸摸它們，然後看著我說：「這些牆壁很悲傷。」

「這些牆壁很悲傷？為什麼會悲傷？這只不過是幾道該死的牆而已！」

「很多人在這裡來來去去，卻完全沒有任何一個人對這些牆壁表達過謝意，它們撐起了這整棟建築，有它們才會有這個房間。」修．藍博士回答。

他請我跟地板說幾句話。「你就是跟地板說話就對了。」他說，「沒有對或錯。你覺得地板在說什麼？」

我看著地板，老實說，地板沒有跟我說任何話。

「不是這樣，」修．藍博士說，「讓你的直覺發揮作用。只要看著地板，假裝它正在跟你說話。你覺得它會想說什麼？」

「這個嘛，」我說，「可能是這裡進出的人太多了，所以地板已經被磨得愈來愈薄了。地板可能覺得很不舒服，也可能覺得沒有人感謝它的付出，有點像牆壁的感覺。」

「是呀。」修．藍博士說。

修．藍博士跟椅子說話，然後又跟整個房間說話，他爲它取了個名字叫希拉。我在《零極限》裡有記述這個故事。

當我開始覺得「所有東西都是活的」這個想法很有意思時，對整個地球有了全然不同的尊重。不只是我的狗、我的貓，還有我的親戚，我們所有的一切都是同體一命。所有東西，石頭、水、沙——你想得到的一切，所有你叫得出名字的東西——都是全體的一部分。

古早的夏威夷人知道這件事。古代的斯多噶學派哲學家，像是馬可．奧理略和愛比克泰德，也是以一切都有生命的角度來看待這顆星球。他們並不認為我們和其他一切都是對立的；我們和所有一切全部都參與其中。

第二個原則：所有事物都是面鏡子

第二個原則是，所有事物都是面鏡子。這同樣也來自莫兒娜，是她在一九八〇年介紹所謂的現代版「荷歐波諾波諾回歸自性法」時提出的。她說，所有事物都是面鏡子，反映出你的內在。古老版本的荷歐波諾波諾是長老和家族成員一起參與的團體治療，但莫兒娜指出，參與者其實反映了部分的你。如果你努力尋求和解，並請求這些部分的你原諒自己，就能回到寧靜的狀態。當你獲得平靜，也就能夠放下操控外在世界的欲求。

這不是什麼新聞，榮格及其他深層心理學的擁護者都指出，我們的無意識中有陰暗的一面，無意識會把那個陰暗面投射在外在世界和其他人身上。如果我們想要改變他人，不是要對他們做什麼，而應該要處理自己。當我們在自己身上下足了工夫，並終於達到平靜、寬恕與中立之所在，這時你再去看，其他人看起來彷彿已經改變了，但事實上**眞正改變的人是你**。

我最喜歡的一個故事，就是修・藍博士治癒了夏威夷州立精神病院裡所有患有精神疾病的罪犯。他並沒有告訴醫院裡的任何人，他用的方法是荷歐波諾波諾。

那間精神病院需要的是一位有執照的醫師。其他人都掛冠求去，因爲那個地方實在如同地獄般恐怖。每個人走在走廊上時都用背抵著牆，深怕有人會攻擊他們。那些囚犯實在太過暴力，都得施打鎮靜劑或戴上腳鐐手銬。

修・藍博士去了那家醫院，但並沒有直接醫治那些囚犯。他處理的是自己。他看著他們的檔案，發現都是些強暴犯、謀殺犯、精神失常的犯人，而無論他從內在感受到什麼——羞愧、悲傷、憤怒、狂暴，什麼都好——他就說「我愛你、對不起、請原諒我、謝謝你」。他清理這些東西，而不是去處理那些人，也不會去清理他們。他並不是在做傳統的治療。他的意思其實是，這些人都是假象：**他們是他內在的東西投射出來的鏡中幻影**。當他清理自己之後，他們的狀況就好轉了。也就是這件事，讓荷歐波諾波諾一夕之間舉世聞名。

我聽聞此事之後，對自己說：「如果這是眞的，一定得讓全世界知道，因爲這裡面有太多可能性了。」於是我訪談了修·藍博士，也去找了當時在場的社工人員。我做了所有優秀新聞從業人員會做的事，爲的就是撰寫第一本有關荷歐波諾波諾的書。

前提就是，整個世界就是面鏡子。很多人會說：「我跟老闆之間有問題，我跟員工之間有問題，我跟我的姊妹、我的父母之間有問題。」不管是跟誰有問題都好，他們開始學習荷歐波諾波諾。與其把焦點放在跟那些人的問題上，他們轉而關注自己內在的感覺。他們會說「我愛你、對不起、請原諒我、謝謝你」，向偉大事物提出請求，消除那些既有模式，讓自己回歸到零的狀態。他們希望自己的內在能處於零的狀態，而當他們來到那個地方，其他人就會改變。

爲什麼呢？因爲這些人反映的是他們的內在。榮格說，如果你對其他人生氣，那是因爲這些人讓你聯想到某部分不願意接受的自己。如果你看見有人在做一些其他人覺得很討厭的事，但你的內在並沒有那樣的反射，那麼你就會以中立的心情看待他們。你不會說他們這樣做是好還是不好，這件事壓根兒就不存在。

這第二個前提是荷歐波諾波諾的基本，對許多心理學來說也是：**如果你想要改變某件事，就先改變你自己**。嘗試改變其他人，就像是替鏡子裡的人上妝，或是爲鏡子裡的人刮鬍子。

第三個原則：一切都可以改變

荷歐波諾波諾的第三個原則是，一切都可以改變。在某次零極限活動中，聽衆中有個人站起來說：「生命就像是一幅氣勢恢宏、耗時久遠的畫作，隨著我們經歷一生，所有東西都被畫進這幅畫。一切看起來似乎早就安排好了，但事實上並非如此。」

修．藍博士站起來說：「隨著你的清理，你會改變這幅畫的樣貌。」說完就坐了下來。

修．藍博士處在零的狀態中。當他聽到這位聽衆說出這番話，他內在那個純粹的所在受到了某種衝擊。所以他站起來，說出了他的看法，然後坐下。他得到了神性的指示。

我們其他人都心想：「噢，我的老天啊！確實是有那幅畫，而畫家就是我們自己。當我們做荷歐波諾波諾，就會改變那幅畫的樣貌，這實在是太讓人震撼了。」

對於生命，我們什麼都不知道。宇宙中存在難以理解的謎團，沒有科學家能夠找出答案，然後對我們說：「就是這麼一回事。」他們沒有辦法找出答案，因爲那個答案龐大到我們無法理解。

那我們還剩下什麼？信心。我們還可以活在當下。隨著持續清理，我們也會改變那幅畫的樣貌。

我們並不了解生命。生命是個廣袤無邊的謎，但在謎團背後的正是這個本質，這個我們是其一部分的見證者。當我們進入這個見證者，進入零的狀態，擦去白板上的所有東西，就來到那個得以見證的地方。我們內在那個見證者就是神，是神性。

在《與神同在》（*The Practice of the Presence of God*）這部神祕主義經典中，勞倫斯弟兄說，你們要假裝神時時刻刻都與你同在。如果你眞的這麼做了，那麼神此刻就與你同在。神性、見證人、大地之母，你想怎麼稱呼就怎麼稱呼。如果你眞的是從那個地方來，就會開始活在奇蹟之中。你會開始活在零極限的狀態、有白板的地方，也會聽見靈感對你低語。當你聽見時，請做好準備，因爲如此這般神妙的奇蹟的的確確會發生。

第三章

荷歐波諾波諾的四句話

這是有史以來最容易產生效果的方法。當你在跟別人說話時，你可以悄悄在內心對自己說：我愛你、對不起、請原諒我、謝謝你。當你這麼做，奇蹟就會發生。

我與修．藍博士的相遇

在更進一步說明之前，讓我們回顧一下荷歐波諾波諾的開端，我與修．藍博士的相遇，以及那四句話。

我在前面已經說了一些修．藍博士的故事。我聽說這位奇怪的治療師療癒了一整個院區患有精神病的罪犯，當然，那時我根本就沒把它當一回事——我就是這麼自以爲是。我抱持懷疑和警戒，但一直不斷聽到有人提起這件事。一年之後，我心想：「如果這是眞的，需要讓全世界都知道。」我想要確認這件事是否眞實，所以我得找到那位治療師。

那是二〇〇三或二〇〇四年左右的事了。到處都找不到任何與修．藍博士、那所精神病院，或是荷歐波諾波諾有關的資料。我上網查了所有可以查的地方，什麼都沒有。我甚至聘請私家偵探去幫我找那位神祕的治療師，他也找不到。我繼續詢問、到處探查，後來有個人手上有本小冊子，是在夏威夷舉辦的荷歐波諾波諾工作坊發放的。我找到一個電子郵件帳號，寫了信過去。事情就這樣一件接一件陸續推進，然後我找到了修・藍博士，打了個電話給他。他完全不知道我是誰，從來沒聽說過我這個人，或是我在做什麼，但他非常和善，花了四十五分鐘和我講那通電話。

「請告訴我荷歐波諾波諾是什麼。」我說。

「荷歐波諾波諾唯一的目的就是修正事情。」他說。

「它是如何運作的？」

「你唯一要做的就是清理。」

「這是什麼意思？」

「清理就是把所有的資料都刪除。」

「什麼資料？」

我愈聽愈糊塗，但這裡面有東西讓我深感興趣。我問他關於精神病院那個故事：「你真的治癒了那些患有精神疾病的罪犯嗎？」

「我不是靠自己一個人做到的。」他說，「但沒錯，我用了荷歐波諾波諾。」

「我得知道更多。」

當時他正要前往加州卡爾斯班主持工作坊，大概還有兩個星期左右的時間。「我過去找你。」我說。

我眞的去了。那是在一間旅館會議室舉行的小型研討會，沒有什麼吸睛的東西，也沒有任何神祕之處。會議室大概有十五個人，其中有一位看起來像夏威夷人、戴著棒球帽的年長男子。他朝我走過來，說他就是修．藍博士。他看起來非常放鬆、隨性，我立刻就喜歡上他。

修．藍博士開始主持研討會，說了一個又一個故事。他完全沒有筆記，也沒有要發給大家的資料；沒有在螢幕上播放任何東西，沒有投影片，沒有任何傳統講者會有的東西。他絕對不是牧師，並沒有站在講臺上向大家傳教，但他談到了宇宙，談到了神性，也談到了教他那四句話的莫兒娜。他複誦了那四句話，然後跟我們說：「你們只要對著神性說，就可以改變你的人生。你們可以改變內在發生的任何事。」

他說的話所有人照單全收，而我還是維持凡事存疑的記者角色。「證明給我看。一些讓我在這裡就能看到的東西，給我一些可以寫的東西。」

就在這個時候，情況變得更加怪異，因為現場有個人說：「修・藍博士，我正在看你背後的那道牆，那裡看起來好像打開了一條通道，有些靈想要穿過那裡進來。」

「我到底在這裡幹嘛？」我心想，「這究竟是什麼地方啊？」

修・藍博士說：「那些靈會跑進來，是因為你把注意力都放在那個通道上。不要再去注意那個通道了，這樣一來它就會關閉，那些靈也會離開。」

這時我還是不知道自己是在什麼地方，或是究竟在做什麼，但我想知道更多，因為我想了解那四句話是如何幫助修・藍博士療癒患有精神疾病的罪犯。它能夠為修・藍博士做的事，為什麼不能也為我而做？我們並沒有因為精神錯亂犯了罪而被關進精神病院，如果那四句話能夠幫助他們，那麼它能怎麼幫助我處理每天在生活中遇到的問題？這就是我到那裡去的原因，這就是我想要知道的事。

隨著研討會進行，我聽見眾人分享了許多故事，聽起來全都非常荒謬。有個女人說她坐在機場候機室，但班機延遲了，於是她開始對班機遲到這個事實說：「我愛你、對不起、請原諒我、謝謝你。」根據她的說法，因爲她說了這幾句話，這架飛機就準時抵達了。我心裡還是想：「這對我一向保持開放態度的大腦來說，還是太離譜了。」當時的我實在難以接受。

研討會的過程中，主辦方一度要學員躺在地板上做伸展運動，修．藍博士就在旁邊走來走去，看著大家。他看著一個女人，跟我說：「她正在展現女人對男人的憤怒。」我看著她，她只是在做皮拉提斯的動作而已，看不出哪裡有女人對男人的憤怒。這整件事實在太讓我困惑了，不禁開始懷疑：「我到底在這裡幹嘛？他是個特立獨行也很討人喜歡的人，但是我實在搞不懂。」

修．藍博士特別強調「我愛你、對不起、請原諒我、謝謝你」這四句話，也說了很多關於莫兒娜的事。雖然他第一次見到她時，覺得她是個瘋子，但他說她是來自夏威夷的神聖源頭，她教了他這幾句話，而他則窮盡了自己的一生來教其他人這四句話，包括我。

親身體驗四句話的效果

研討會結束後，我回到旅館房間，發現自己出現尿道感染的狀況。那感覺非常古怪，也相當不舒服。我不知道怎麼會突然有這個狀況，也不知道是怎麼感染的。於是，我決定使用「我愛你、對不起、請原諒我、謝謝你」這四句話。

當時我心想：「我出現了尿道感染的症狀，感覺非常不舒服。我不知道這感染是怎麼來的，也不知道爲什麼會發生這種事，但是『我愛你、對不起、請原諒我、謝謝你』。」

這個時候，我只是說出了這幾句話，並不了解它們有什麼意義；我無法參透它們，也不知道背後的道理。我不知道它們會開啓什麼，一切只能仰賴信心和信任。我甚至沒辦法把這幾句話一字不漏背下來，但我就這樣持續不斷複誦，一遍又一遍。

然後我上床睡覺。隔天早上起床時，感染的症狀完全消失了。我心想：「這是巧合嗎？」接著又想：「我能不能用那四句話創造出其他巧合？」隔天，我對修・藍博士說：「你知道嗎，這個方法對我有效，我聽說它對其他人也有效。這件事應該要寫成一本書，我願意執筆。」

「神性說這本書應該要由其他人來寫。」他說，所以他無法同意讓我寫。

隨著時間過去，最後他同意讓我來寫這本書，也就是後來的《零極限》。

爲什麼四句話就能發揮作用？

讓我深入說明這四句話。首先，爲什麼是四句話？其實我也不是很清楚。身爲卡胡那的莫兒娜從靈感接受到這四句話，把這四句話傳給了修・藍博士，而他又把它們傳給了我。現在，則是由我來傳給大家。

爲什麼四句話就能發揮作用，背後的機制是什麼，如何拆解它們？

首先，這四句話是在內心默念的，你很少會大聲說出來。這是首要原則之一。你在心裡說這四句話，因爲你說這幾句話是爲了與神性連結。我不需要對著你說這四句話，因爲我並不是在清理你：我在清理**我自己**。這可能是我對你或其他人的觀察所得，但我在自己的內在做清理。

經常有人問，要用什麼順序來念這四句話？**只要用你感覺對的順序都可以**。就如我在前一章說的，你可以只說「謝謝你」或「我愛你」，可以只挑選其中一句念。但就我個人的看法，四句都念的效果會比較好，而這是有原因的。我會用任何一種我覺得對的順序來念，而我也是這樣跟大家說的。通常我的順序會是「我愛你、對不起、請原諒我、謝謝你」，不過先讓我們把它們分開來看。

「請原諒我」

我們說「請原諒我」，因爲正如我在前一章提到的，一直以來你對自己內在設定的程式毫無意識。基本上你說的是：「請原諒我，我完全沒有察覺到。我沒有認知到那一刻發生了什麼事，我並不知道自己有這樣的信念，我沒有察覺到自己的行爲模式。」

你並不是在承認自己做錯了什麼事，也不是在承認你應該對事情感到愧疚。這句話中沒有任何祈求懲罰的意思。你只是單純在說：「嘿，請原諒我。我不知道事情是這樣的。」如此而已。

「對不起」

「對不起」也是類似的情形。很多人都沒辦法說出「對不起」這句話，這一點滿有趣的。最近我有好幾位家人和朋友陸續過世，大家來參加喪禮，全都會說：「對不起。」（編按：原文為「I'm sorry.」，除了「對不起」，也有「我很遺憾、難過」之意。）有一部分的我是這麼想的：「為什麼他們會覺得對不起？他們跟這位家人或朋友的死亡完全沒有關係。他會死並不是他們害的，他們跟他的死亡沒有任何直接的關聯，但他們卻跟我說對不起。」

這就是你在說「對不起」時應該抱持的心態。就像你在擁擠的商店裡不小心撞到了其他人，難道你不會說聲「對不起」嗎？其實你真正要說的是：「對不起，我沒看到你在那裡。對不起，我當下沒有意識到這件事。對不起，我沒察覺到自己的行為。」無論發生了什麼事，你要說的是：「對不起，我沒有察覺到。請原諒我，我根本沒有在思考。」

這四句話是沒有任何預設立場的。當大家為發生的事賦予自己所想的意義時，問題就會出現。他們會說「對不起，因為我做錯了」，或是「請原諒我，因為我是個壞人」，但這不是我們要說的，這不是荷歐波諾波諾。荷歐波諾波諾是「對不起，我犯了個錯」，是「請原諒我，我撞到你了」，是沒有預設立場的。

「謝謝你」

我很愛「謝謝你」這句話，因為它能讓你轉移到感恩的心態，而我認為感恩是整個地球最強大的力量。只要開始不斷地說「謝謝你」，就能打開一扇奇蹟之窗。

這裡至少有兩個層次。一個是「謝謝你處理了這個問題，謝謝你療癒了我，謝謝你療癒了這個狀況，謝謝你解決了問題」。第一個層次是「謝謝你應許了我的祈願，謝謝你移除了無論是什麼的問題」。

第二個層次是：感謝自己能活著。這種感覺就是知道宇宙、神性、白板、偉大事物給予你的東西，你永遠無以回報。你無法把生命退還給宇宙，無法把生命退還給神性。你吸的每一口氣——雖然跟你沒有關係，但你就是因此而能繼續活下去。「謝謝你」能夠把你帶入充滿無盡感恩的所在，感謝擁有生命這份禮物。光是它本身就擁有強大的力量，這也是爲什麼梅波・卡茲這位廣受歡迎的荷歐波諾波諾老師會說：「你唯一需要說的就是『謝謝你』。」

「我愛你」

我很喜歡「我愛你」這句話，它本身就屬於帶有高振動頻率的話語。在某一個層次上，你與神性融為一體。你在說的是：「我愛你，聖靈。我愛你，神性。我愛你，大自然。我愛你，生命。」而在另外一個層次上，能夠對生命源頭說「我愛你」，就有點像是在對祂說「謝謝你」一樣。我的嘴角泛起微笑，並打從心底感到溫暖，知道自己在內心對與神性的連結說出「我愛你」，能夠讓我與那份連結靠得更近。我能夠感受得愈多，或是能夠藉由說「我愛你」而表達出愈多的愛，就愈能與祂合為一體。如果有哪一個字眼能夠用來描述白板或零的狀態，大概就是「愛」了。說「我愛你」能讓我更靠近這樣的狀態。

所以你就可以明白，「我愛你」「對不起」「請原諒我」「謝謝你」的背後，存在比這些話語本身更深的意涵。它們並不是空泛的詞句。

說四句話的時候需要有感覺嗎？

有人問修・藍博士：「你在說這幾句話的時候需要對它們有感覺嗎？你在說『我愛你』的時候，是不是要感覺到愛？當你說『對不起』或『請原諒我』時，是不是要感受到歉意？你說『謝謝你』時，是不是要有感恩的情緒？」他回答：「不用，當你說這幾句話的時候，效果自然會產生。只要你常說這幾句話，就會開始有感覺。你會開始感覺到它們逐漸現形。當你說出這幾句話的時候，那樣的情感就會開始在你的內心騷動。」

對我來說，在說「我愛你」時內心確實感受到愛，或是在說「謝謝你」時確實懷抱感恩之情，荷歐波諾波諾的效果會更好。不過，修・藍博士認爲你只要說出來就好。

遭遇不幸時，如何使用四句話？

你也可以想像自己用這四句話來療癒身體狀況、情緒或關係問題。但如果遭遇到非常不幸的狀況呢？假設有人幼年遭到強暴或虐待，或是事業夥伴挪用空款，導致失去一生的積蓄，這些人可能會覺得：「我爲什麼要說『我愛你、對不起、請原諒我、謝謝你』？爲什麼我需要被原諒？應該是那個對我做了這種禽獸不如之事的人要跟我道歉才對。」

讓我們回到荷歐波諾波諾的基本原則：你要對自己的人生負全責。修．藍博士常這麼問大家：「你有沒有發現，當你遇到問題時，你本人也在場？你也在場。」

你是自己所有問題的共通點，你跟這些事情的發生有一定的關聯。正如我之前再三強調的，當你在說那四句話時，並不是在用任何形式或型態承認自己做了任何錯事。你只是在說，當時的你可能沒有意識到、沒有在思考、沒有察覺到，你可能完全看不見自己內在設定的程式。相信我，我們全都是這樣。我們不了解自身的程式設定。人生其實就是一段覺醒的過程，我們全都在與之拚搏——爲了要讓自己在成熟的過程中，藉由意識層次的拓展，變得更覺察，也更像神。

這一切不代表還處在覺醒過程中的我們，要用接受懲罰的方式來負起責任。德州休士頓有位治療師做了一段非常棒的電視廣告：「這並不是你的錯，卻是你**該負**的責任。」這個說法適用於你遇到的任何問題，以及人生中發生的所有事情。這就是純粹的荷歐波諾波諾，不過我很懷疑那位治療師是否知道。

在這樣的情況下，你確切體認到有不幸的事發生在你身上，但那不是你的錯。這樣想就可以了。那不是你的錯，卻是你該負的責任。

我最喜歡的電影是《心靈捕手》，裡面有一幕非常棒，那就是羅賓．威廉斯飾演的治療師，對飾演主角的麥特．戴蒙說的話。他裝出冷硬的外表，試圖把心中受傷的小孩藏起來，因爲他遭受過太多虐待——被父親毒打，還拿雪茄燙身體。這位治療師對他說：「那不是你的錯，你經歷的一切都不是你的錯。」

我看了這部電影好幾遍，還數算過他在片中講了幾次這句話——十一次。羅賓．威廉斯說：「這不是你的錯。這不是你的錯。這不是你的錯。」

我們都經歷過試煉，很多時候還留下了創傷。這不是你的錯，但你有責任爲這些事做點什麼。我們不知道究竟是哪些因素造就了事情的發生，但無論是多麼卑鄙低劣的事，它就是發生了。爲此我們罹患了創傷後症候群，我們生了病，我們有些不得不努力去解決的事，因爲這些是我們想要撫平的事。好吧，當下此刻，我要爲此負起責任，我要爲它做點什麼。

爲它做點什麼的第一步，就是「我愛你、對不起、請原諒我、謝謝你」。說這些話的用意並不在於你想要原諒或懲罰自己或其他人，你並不是在用過去那種舊世界的心態說這些話。荷歐波諾波諾為生命帶來嶄新、充滿靈性且更高層次的觀點。沒錯，你是在為此負起責任，但你這麼做是為了要釋放自己。這就是施行荷歐波諾波諾的美妙之處——療癒並釋放自己。隨著你這麼做，其他人可能也會跟著改變。我們不知道眞正的原因，但這不是我們的目的。我們的目的是要改變**你**，如同修・藍博士在精神病院用這個做法來改變他自己。就在他帶著某種我不了解也無法解釋、難以言喻的魔法看著那些囚犯的病歷時，他的感覺變好，而他們也開始變好。

當我母親在加護病房瀕臨死亡之際，我在**自己**身上施行荷歐波諾波諾，而隔天她就好轉了。我不了解這是為什麼。我當時那麼做只是為了讓自己進入安詳平靜且寬恕的狀態，一種愛的狀態。這就是為什麼我們要做這些事，即便身處悲慘的狀況中亦然。

放空，在日常生活中接收靈感

想將荷歐波諾波諾融入日常生活，那個屬於舊世界的你，那個習慣幫助自己振作起來的部分，這時會想叫你去做這個、做那個，會交代你各項任務、功課，還會跟你說「開始寫日記」「每天三點的時候這樣做」，或是「每天早上起床的第一件事就是做這個」。

但其實還有另一個部分的你，那個屬於新世界、受到荷歐波諾波諾深切影響的你，會跟自己說：「只要感覺對了就去做。」

荷歐波諾波諾認爲，要麼你是出於記憶行動，要麼就是出於靈感。如果是出於記憶，我們會想：「之前有哪些事情做起來對我是有效的。噢，列待辦清單，這對我很有幫助。還有用手機來設定提醒，也很有用。」這些都是記憶的做法，當然也是一種過日子的方式。

但靈感的做法比較像是：「就讓我們保有彈性吧，看看神性想跟我們說什麼。」神性可能會有一些非常原創、完全顚覆，而且無厘頭到極點的建議。那就是我們要做的事。

我一般會建議採取混合的方式。對那些剛開始接觸荷歐波諾波諾的人來說，他們需要將之視爲靜心。每天找一點時間來靜心，我不知道這個時間是早上九點或是晚上九點，你自己選。或許你可以騰出十或二十分鐘來靜心，而過程中只要一直想著「我愛你、對不起、請原諒我、謝謝你」就好。在這段時間裡，對發生在你身上的無論什麼事說這幾句話。

同時，也要找時間放空。或許你可以在做完荷歐波諾波諾之後，花個三十秒或一分鐘保持安靜。

這就像是你爲了要接收訊息而把電話筒從話機上拿起來一樣。你可以接收到你需要的靈感。

最近我聽到有人對直覺下了這樣的定義：那是神的低語。我心想：「哇，這說法眞是太酷了！」即便這是來自神的低語，還是得保持安靜才能聽見。你得閉上嘴巴認眞去聽。

一開始，或許最好的建議就是混合執行：一點「我們來培養每天做一次荷歐波諾波諾的習慣吧」，加上一點「做完荷歐波諾波諾之後保持安靜一下下，來接收神的指引吧」。

讓荷歐波諾波諾成爲內在的背景音樂

修．藍博士說，要隨時隨地做荷歐波諾波諾，永遠不要停下來。一開始這會是個新習慣，但只要它被牢牢刻印在你心中之後，就會一直不斷發揮效果。它會變成自動自發，就像是原廠設定一樣，而我已經設定好這樣的頻道了，所以我無時無刻不在聽「我愛你、對不起、請原諒我、謝謝你」。

還有另外一個做法。有很多人會使用我說這四句話的錄音檔，或是把自己的聲音錄下來，然後反覆播放。拿出你的手機或平常使用的電腦，用自己的聲音錄下二十分鐘左右的音檔，重複念誦「我愛你、對不起、請原諒我、謝謝你」。你可以把節奏放慢，用緩慢又溫柔的聲音來念，但必須是你自己的聲音，然後持續播放。讓它變成你在辦公室、散步、健身、開車，或是做其他各種事情時，在背景循環播放的聲響。讓它變得幾乎是種下意識的存在，變成在背景出現的低語。這麼做，你就能用自己的聲音獲得荷歐波諾波諾的效果，直到它在你心中變成自動的循環。

持續清理所有觸發你的事

讓我們回到「清理」這個概念。就像是把累積在電腦螢幕上的灰塵擇掉或打掃房子一樣，你需要規律地清理，如果不這麼做，最後所有事情都會回復到雜亂無章的狀態。

我們清理的是心智的限制，無論是看得見還是看不見的、有意識還是潛意識的，都要清理並掃除一切，這就是荷歐波諾波諾的目的。如同修．藍博士所說，我們的目的是要處在當下，好讓自己聽見神性的話語。

當修．藍博士來到我居住的城市，我們正在撰寫《零極限》這本書。我為了處理一些瑣事而讓他一個人待在房裡一小段時間。幾小時後我回來，問他剛剛在做什麼。他說在看電視。我心想：「這還眞罕見。」我一直把他想成是開悟的大師，他卻在房間裡看電視，我完全沒想到他會做這件事。我說：「眞的呀？那你在看什麼？」

「新聞。」他說。

「新聞？」我對全世界的人大聲疾呼不要看新聞，不要花任何心思在新聞上。新聞完全違法了吸引力法則，是對你腦袋傷害最大的東西。但他竟然在看新聞！為什麼？

他說：「因為我被它觸動了，所以我開始清理那些被觸動的東西。」

這時我才明白，這是一個**自我幫助的技巧**，這是他持續進行靈性清理的方式。你要清理所有觸發你的事情，無論是在電視上、公車站或咖啡店排隊時碰到的事情——所有讓你感到憤怒、難過，讓你失去平衡的事情。

當你被困在車陣中動彈不得，而有人竟然還想插隊到你的車道時，你會對那些人大吼，因為你被觸發了。有些根深柢固的想法會跑出來說：「那個人錯了，那個人傷害了我。那個人威脅到我了。那個人是個——」你自己填空吧。你要清理一切觸動你的事情。

當你試著把生意談成但對方不買帳時，你開始怒火中燒，雙手拍桌，然後說：「都是景氣不好害的。都是總統害的。都是現在的政治情況害的。都是我爸媽害的。都是競爭對手害的。」在你責怪這些人事物之前，先清理那個觸媒吧。讓你遠離當下每一刻幸福的罪魁禍首，就是那個觸媒，而你可以清除並清理掉它。那些就是心智儲存的資料，是信念、限制、預設心態，是被墨守的成規，絕大部分都是你從思想狹隘的人身上承接而來的，可是他們也不知道自己有這些東西。他們從父母那兒承接這一切，而這是他們的父母在更早之前，從他們的父母身上承接的，這所有被下載的資訊都傳到了你身上。現在，你被卡在車陣中，試著談成一筆生意，同時也希望跟伴侶維持美好的關係，而這所有事情的發展全都不如你所願。這就是你要清理的東西：那些讓你感覺一切都不如願的觸媒。你把這些觸媒清理、清除得愈乾淨，就能夠移除愈多限制，然後回到中立的狀態中。這也應證了阿諾·佩頓的名言：「我們創造的不是源源不絕的豐盛，而是限制。」清理，就是擺脫那些限制。

永遠不要叫別人清理自己

有些人會說：「我知道有人需要這麼做。我那正值青少年期的孩子需要荷歐波諾波諾來清理他們正在面對的狀況。」

每當大家學會這個方法，通常都會試著去清理別人，或是告訴別人他們需要清理自己：「我老公眞的很需要做這個。」或者是「我那青少年期的孩子」「我那些惡劣的同事」，或是「我那惡劣的老闆」。

永遠不要叫別人清理自己。爲什麼？因爲所有事物都是反映出你內在的鏡子。那些人都是鏡子，反映出一部分的你。如果你和他們對抗，就是在試圖改變鏡中的影像，而不是去改變自己，藉此改善你在鏡中的影像。

這是比較進階的內容。我不想在這裡打擊你，而是想讓你了解，你必須負起全責。這跟其他人無關。沒有人一定得做荷歐波諾波諾，從來就沒有。「我有這樣的問題，你可以幫我清理嗎？」那不是荷歐波諾波諾。荷歐波諾波諾是，你有這樣的問題，所以**你**清理它。你要承擔起自己的問題。

修・藍博士現在已經退休了，但是他以前常會收到有人寫信問他：「你可以幫我清理某個問題嗎？」他會簡短回答：「我會清理。」他的意思是他會清理他自己的人生經歷，但不一定會清理你，因爲你的人生經歷由你負責。

很多人對荷歐波諾波諾有個很大的錯誤認知，就是會說：「好，我懂了，我知道我應該要清理，所以就讓我來告訴大家該怎麼做吧。」如果你眞的懂，就不會去跟別人這麼說。把自己顧好是你的工作。

在西方，我們認爲影響他人的一種方法就是在他們身上施展話術或技巧，不然就是你得有一句非常動人的經典名言來吸引人。曾經有人請求甘地：「請寫一句指示給我吧。」而他寫給那個人的話是：「我就是自己的指示。」

因爲我有行銷和廣告的背景，常常有很多人會問我：「你如何影響他人，如何說服他人，如何操弄他人？」我研究過神經語言程式學及其他許多說服技巧，而對於他人會有什麼樣的反應，我有不同的答案。現在的我已經明白，唯一能夠說服、影響或啓發他人的方法就是，**透過你自己的示範**。就只是這樣而已。他們全都聚精會神盯著你，他們全都在看。孩子都在看父母怎麼做：父母可以對孩子長篇大論曉以大義，但孩子看的是父母的實際行爲。你可能會說：「不要這樣做。」但如果他們看到你這樣做了，就會在心裡得出結論。馬可・奧理略說：「不要去爭論一個好人應該是什麼模樣，自己做個好人就是了。」

修・藍博士本身就是他的教導的活生生示範。他並沒有給我們任何經典名言、標語或T恤，讓我們去參加任何遊行。或許有時靈感確實會叫我們去做這些事，但他是用以身作則的方式來引領我們，那就是影響他人的方法。如果你眞的想要影響他人，就啓發他們吧。

默念四句話，奇蹟就會發生

你可以把這個方法帶進工作裡，像是銷售業務。打破全美銷售紀錄的汽車銷售員在加州，而他就是直接受教於修・藍博士。我問他：「你是怎麼達成這樣的銷售紀錄的？你的技巧是什麼？你都怎麼跟別人說話？你如何操控他們的想法？你有沒有什麼神經語言程式學方面的建議可以給我？」

「那些方法我都不用。」他說，「我只是在跟他們說話的時候清理自己。他們進到店裡來，然後跟我說：『我女兒想要買輛車。』不管他們跟我說什麼，我都會專心聽。而在他們說話的同時，我會在腦袋裡說：我愛你、對不起、請原諒我、謝謝你。我愛你、對不起、請原諒我、謝謝你。」

這位銷售員表面上在與他人進行對話，但同時也在做荷歐波諾波諾的清理。他說：「我根本不用推銷，他們就會跟我買車，而且通常都會再回來跟我多買兩、三輛。有一次還有個人回頭來幫全家人各買一輛。」這位銷售員非常慵懶閒散，完全不是華爾街之狼的狠角色，反而更像隻綿羊。他用一種讓人不知不覺、有如忍者不動聲色的方式，在與人對話時施行荷歐波諾波諾。

當修．藍博士以治療師的身分診治病患時，不會在任何直接、有形的層面上施行荷歐波諾波諾。他會跟病患這麼說：「你有什麼困擾？發生了什麼事？爲什麼你睡不著？爲什麼你吃不下？爲什麼你的體重會直線下降？爲什麼你的體重會直線上升？」當他聆聽對方訴說這些狀況時，就會在內心說：我愛你、對不起、請原諒我、謝謝你。我愛你、對不起、請原諒我、謝謝你。他確確實實地清理也清除了當下出現的無論什麼，而這就是他幫助病人的治療方式。

我之前提過梅波・卡茲這位教授荷歐波諾波諾的老師，當年她是國稅局的稽查員。那時候的她經常得進到各家企業的辦公室，然後開始進行她的數字遊戲，「讓我看看你們公司的申報資料和稅後淨額。」但在她的內心，她其實一直不斷說著：我愛你、對不起、請原諒我、謝謝你。我愛你、對不起、請原諒我、謝謝你。她說她用這個方式在稽查中抓到的逃漏稅公司，比其他稽查員多很多。你又要如何解釋這件事呢？

這是有史以來最容易產生效果的方法。當你在跟別人說話時，你可以悄悄在內心對自己說：我愛你、對不起、請原諒我、謝謝你。當你這麼做，奇蹟就會發生。

第四章
第五真言

在上臺演講的前一晚，我以幾乎可說是撞鬼的方式收到了訊息，而它給了我第五句話。隔天早上站上講臺後，我在白板上寫下了第五真言，開始解釋意思。所有人都被感動了，因為他們明白，這句話是盤古開天闢地以來，最了不起的一句清理宣言。

「我原諒自己」：最了不起的清理宣言

到目前爲止，在我所有跟荷歐波諾波諾相關的著作中，都只有討論到那四句核心話語：「我愛你、對不起、請原諒我、謝謝你」。現在，我要來談談第五句話。

我從修．藍博士身上學到，只要持續清理並清除，就會離神性、零、零的狀態愈來愈近。當你離得夠近，就會開始接收到靈感。靈感並非來自你的記憶、你的過去，或是你的小我。靈感來自神性，是一份恩賜。

我之前曾與吉他僧侶馬修．迪克森（Mathew Dixon）一起舉辦過進階荷歐波諾波諾週末認證班。當時我們在奧斯汀的郊區，整個週末我會上臺兩到三次。跟平常一樣，我並不會仔細規畫要講哪些內容，因爲上臺前我不會知道自己該講什麼，雖然我知道一定跟荷歐波諾波諾有關，但是我會一直複誦那四句話，我會靜心，信念堅定，同時也相信一切。我知道在快要上臺之前，或上了臺之後，我就會收到神性的訊息，也就是說我一直相信事情會是如此。

在上臺演講的前一晚，我以幾乎可說是撞鬼的方式收到了訊息，而它給了我第五句話。我對收到的訊息想了又想，覺得這些內容聽起來很古怪。於是我開始對這些內容靜心，接著有了靈感：這些訊息需要先被定義清楚，才能對大家有所幫助。

我懷抱信念接受了這個靈感，並視之爲使命。隔天早上站上講臺之後，我告訴大家我會傳授第五句話。所有人瞬間安靜了下來，全豎起耳朵想聽個明白。我在白板上寫下了第五眞言，開始解釋意思。所有人都被感動了，因爲他們明白，這句話是盤古開天闢地以來，最了不起的一句清理宣言。

有位女性名叫蜜雪兒．巴爾，她也是作家和講者，在我的演講結束後，她臉上掛著大大的微笑，走到臺前說：「第五眞言實在是太厲害了。有了這第五句話也就代表，你不需要再念其他四句話了。」

我這才發現她說得沒錯：第五眞言的威力無窮，儘管你還是會在感受到靈感時持續說那四句話，但其實你並不需要，因爲光是第五句話本身，就能取代並超越它們了。

第五眞言是：**「我原諒自己」**（I forgives myself）。這句英文聽起來好像是錯的。（譯注：原文I forgives myself中的「I」（我）這個第一人稱主詞後方應接原型動詞「forgive」，不應加「s」，因此作者才會在此表示這句話聽起來是錯誤的英文。）爲什麼不是正確的英文說法「I forgive myself」呢？因爲其實我們要說的這句話，意思並非如表面所見。

神性原諒我的小我

「我原諒自己」，讓我把這句話拆開來說明。首先，這個「我」指的並不是你——應該說並不是指那個自我的你。修．藍博士每次寫電子郵件給我時，都會在最後寫上：「願我的平靜與你同在。」

他說的「我」是什麼？

他指的是神性的我，那個偉大的事物、偉大的謎團。這個「我」指的是那塊白板，零的狀態；這個「我」是整個地球的智慧。修．藍博士說的平靜並非來自他的自我，而是來自神性的平靜。來自神性的平靜就是來自宇宙的平靜。願宇宙的平靜與你同在。另外一種表述方式是：**宇宙原諒我**的**自我**。修．藍博士經常會用「我」這個字來指稱宇宙或神性。**我原諒自己**，意思也就是說：**神原諒我**。

現在讓我們來看另一邊：自己（myself）。

「自己」的意思是那個潛意識的你、那個小孩的你、那個接受程式設定的你，以及那個可以被程式設定的你——那個擁有各種限制的你。如果是s大寫的**Self**，那指的就是超意識，也就是更高意識的你。

我原諒自己。神性原諒我的程式、我的限制、我的狹隘思想、我的——你自己填空。我原諒自己——之所以有原諒二字是因爲，我們談的是要清除長久以來執著的一切。當我們說「我原諒自己」時，基本上意思就是：上帝老爹（你想怎麼稱呼這個形象都可以）並沒有對你懷恨在心。祂手裡沒拿著一張你的計分卡，也沒拿著監獄日誌，記錄下祂眼中所見的你的對與錯。神沒有在做這些事，是你自己在做。當你看著你的人生說「神性原諒我的過錯，神性原諒我的小我」時，那個小我的你，就可以開始放下所有愧疚、悲傷、責怪、後悔，或是任何以懲罰自己為目的的沉重情緒。

你會發現，**第五真言擁有核子等級的深度**，雖然不如「我愛你、對不起、請原諒我、謝謝你」那麼簡單。**是這四句話讓你來到現在這個階段，而它們依然相當有用。**

神性想讓你知道「你是被愛的」

我之前提到，我經歷了不少悲傷的事。我的父親過世、最要好的朋友過世，還有一位家人在我剛離婚沒多久時試圖輕生。悲傷彷彿成了與我人生相隨的陰影。有好幾個夜晚，陷入靈魂暗夜的我，漫無目的走在街頭，不想再活下去。當時的我說著「我愛你、對不起、請原諒我、謝謝你」，一遍又一遍。

而真正把我拉出泥淖的是第五句話。我還記得獨自走在那些黑暗的夜晚裡，天空連一顆星星都沒有，或者應該說，就算有我也完全看不見，因爲對我來說，人生中的一切看起來全是一片荒蕪陰暗。我一邊在街道上走著，一邊感到人生種種如糖蜜般沉重的負擔，已經快要把我壓垮。這時，我開始不斷重複這句話：**「我原諒自己。我原諒自己。」**

然後我開始靜心沉思。**我原諒自己**。這是什麼意思？意思是：喬，神性原諒你那個感到悲傷或悔恨的小我、那個覺得犯了錯的小我。祂在說：「喬，你自由了，這不是你的錯。你的責任是要讓自己再次感覺美好，你的責任是要去做神性命令或要求你去做的事。但你不需要懲罰你自己，因爲神性沒有要懲罰你。神性原諒我。我原諒自己。偉大的事物原諒我狹隘的思想。」

這就是第五眞言的重點所在，也是它的力量所在。這句話的意思是：你並不是被神批判的對象。事實上，**你是被愛的**。我記得有一次修．藍博士從花園散步完走回來，雙眼滿是淚水，然後說：「神性只想讓我們知道我們是被愛的。」我頓時全身起了雞皮疙瘩。神性只是想要讓你知道，你是被愛的。我眞的牢牢記住了這句話。

神性想要讓你知道你是被愛的。有一部分的我們並不愛自己，而是在批判自己——再說一次，那個批判的部分是比較低階的自我。那是小我的系統，屬於潛意識的生態系。這就是我們經過程式設定的部分，那個可以被程式設定、充滿了限制的部分。這部分的我們會看著自己的人生並開始自我批判。但如果它允許我們用神性的角度來看人生，我們就會回到阿諾．佩頓所說的狀態：「我們最自然的狀態就是豐盛滿盈。是我們創造了限制，是我們創造了批判，是我們創造了自我懲罰。」「我原諒自己」就代表了自由，就像是把鎖鏈斬斷一樣。

我們在人生中之所以會去做許多行爲，其實都是爲了讓自己感覺到被愛，尤其是那些上癮行爲——藥物、酒精、性成癮。我們想要在肉體上感受到別人愛我們，儘管這些感覺不一定會帶來眞愛。但如果仔細把這些事情拆解開來看，最後剩下的就是：「我想要感覺到自己是被愛的，我想要感覺到自己是被接納的。」而在這裡要知道的就是，神性會原諒。

朝更高階的意識層次邁進

如果有人跑來跟我說：「喬，我不覺得我的人生中有任何需要清理的事情。我到底需要原諒什麼？我生活中所有事情都很順利，我對自己或其他人都沒有任何負面或惡意的念頭。」那麼，第五眞言在這個人身上適用嗎？

我的答案是「不」。我是自己人生的主宰，他人的人生不歸我管。修．藍博士有次跟我說：「當你試著要改變其他人時，其實你是在擾亂他們的業力。而如果你擾亂了他人的業力，你就等著要付出極大的代價。」我不知道極大的代價是什麼，但無論如何，我只負責打造我想要的人生。如果有人來找我，希望我給些建議，那麼或許我會說點什麼；但是如果有人日子過得一帆風順，感覺站在世界之巔，那我衷心祝福他。讓他們盡情地興高采烈，讓他們盡情地享受吧。

然而，這樣的考量卻會帶出另一個問題：生命的意識有好幾種層次，就連《祕密》和吸引力法則也都屬於較低的意識層次。當然，它們比受害者情結這個最底層的意識要好很多，但依然不是最好的。上面還有更高的階層，而荷歐波諾波諾就是再往上一階的意識層次。

人會在事情不順遂時發現像荷歐波諾波諾這類事物的存在，比方說家族中有人過世，或是發生了令人痛苦的事，可能是離婚或訴訟，也可能是自己或身旁的人罹患了不治之症，還有其他各種可能的創傷事件。他們因爲這些事件深受打擊，人生觀開始動搖，接著就會停下來思考，然後問：「我到底哪裡做得還不夠好？我到底做錯了什麼？我需要怎麼做才對？」到了這個時刻，他們才能敞開心房接納荷歐波諾波諾。

就很多方面來說，一個不認爲自己有任何事情需要清理的人，其實是處在無知或忽視的狀態中。我們每個人都有功課要做，每個人都有缺點、程式和限制。但我不想去打擾其他人的美好生活，如果他們覺得自己的日子再好不過，那就讓他們繼續這樣生活下去，好好地享受。

神性原諒你擁有的資料

另一種解釋第五眞言的方式就是：神性原諒你擁有的資料。再說一次，資料指的就是我們的信念、故事、歷史、限制——我們的包袱。電腦裡的資料會讓電腦負擔沉重，如果你的資料太多，電腦就會跑不動，被過多的資料塞爆，動彈不得。如果我們內在有太多關於金錢、匱乏和限制的資料，就不會有錢。我們會陷入與金錢的苦戰，因爲那些資料會阻止我們擁有錢財。事實上，到處都有取之不盡的錢財，而且你也不是不值得擁有，而是你內在的資料會阻止你吸引錢財，或是保有它們。

資料就是所有阻礙你的信念，讓你無法獲得想要的東西、無法去做想做的事，或無法成爲你想要成爲的模樣。有些信念對你有幫助，有些則不然。我想要的是可以幫助我的信念，或者最終，如同荷歐波諾波諾所教導的，我什麼信念都不想要。你活在零、零極限及白板的狀態中，聽從靈感的指示。神性會原諒，並且願意抹消一切。我們通常都會執著於自己的想法，我們的小我會這樣想：「這就是我，我從小就是這樣被教育長大的。」

我父親出生於一九二五年。他五歲的時候，經歷了美國的經濟大蕭條。這場經濟災難在他的內心寫下了非常強大的程式，以至於他的腦中深深刻印了匱乏和限制，難以抹滅。他活到九十三歲，自始至終沒有放下這樣的制約，而且從來都沒想過要放下，因爲那是他對自己的定義——但神性會放手。他大可走到那樣的境界，對自己說：「你知道嗎，我應該要放下了。我已經九十三歲，應該買輛車或其他什麼東西。」

阻止你擁有想要的東西的不是神性，阻止你療癒自己的不是神性，阻止你做成更多筆生意或讓生意更興旺的也不是神性，而是我們的小我，我們的資料。「神性原諒我們擁有的資料」，仔細想想這句話，這麼一來你肩上的重擔就能減輕，朝零的狀態前進。

荷歐波諾波諾最基本的原則就是負起全責。你說：「我現在手上的錢不如我想要的那麼多。」但如果你負起全責，就會說：「我得好好面對這個事實。我內在一定有某種信念、某些限制存在；某些關於匱乏和限制的架構性想法阻礙了錢到我這裡來。因爲我要負起全責，我得接受這件事。」

那我們究竟該怎麼辦？在荷歐波諾波諾中，「我原諒自己」就代表神性原諒我對金錢的想法、我對匱乏和限制的信念，以及我自己對擁有金錢這件事設下的心智框架。

你的生命本就是豐盛滿盈的狀態，但你創造出了各種限制。如果你想要移除這些限制，就得讓「我」原諒它們。神性原諒我的匱乏與限制，偉大的宇宙之神釋放、抹消、原諒並移除我對金錢的所有想法。就這件事來說，「我原諒自己」的意思是，「我」在針對你那些對金錢感到匱乏和限制的部分進行調整。

金錢本身對你並沒有任何想法，是你對金錢有某種認知。把這些認知移除，金錢就在前方等著你；它一直都在我們周遭來來去去，唾手可得。金錢等待能夠重視它的人出現，將它帶入自己的生活之中；當你不重視金錢的時候，你就看不到它的存在。你的腦袋中依然認爲金錢是萬惡的根源，但這並不是眞的。你要做的是持續清理、清除、移除並刪掉這些信念。「我」原諒自己的限制，神性原諒我受限的想法，這些語句是同一個主題的不同呈現方式，那個主題是：讓我們跟金錢握手言和吧。

如何運用這五句話？

現在，讓我來談談如何運用這幾句話。當你想對某件事情施行荷歐波諾波諾時，要先讓你的腦袋、覺知、身體和生理系統都感知到這件事的存在。你可以觀想它，或純粹用情緒去感受，但某種程度上你還是要能夠清楚意識到它。而當你在心中想著這件事時，可以說「我原諒自己」，或是「我愛你、對不起、請原諒我、謝謝你」。

我發現，當你在心中想著你想化解的事情，同時好好地去感受它，這時候荷歐波諾波諾發揮的效力會無比強大。你不是單純只用嘴巴說出這件事，例如「我現在有這樣和那樣的問題」，不是這樣的，你得去感受，彷彿你已經打定主意晚點要去酒吧喝個爛醉，因爲眼前這件事眞的讓你很煩惱。我並不鼓勵喝得爛醉的行爲，但我要說的是，當你在感受的時候，要深刻且生動地去感受。你要用覺知、用意識來感受，如此才能進入療癒的時刻。就是在這個時刻，你說：我愛你、對不起、請原諒我、謝謝你。

你可能會想問，之後還會不會有其他的荷歐波諾波諾眞言出現？我只能說我猜測應該會有。我想未來還會有其他的語句、清理工具和事情透過靈感出現，來到不同的人面前。

舉例來說，我和吉他僧侶馬修．迪克森一同錄製了好幾張專輯，也一起做了許多與荷歐波諾波諾相關的事。他是我的吉他老師，也是我幾張專輯的合作夥伴。有一天，我收到一把由多倫多相當知名的弦樂工匠琳達．曼瑟（**Linda Manzer**）親手製作的吉他。馬修看著這把吉他，說：「這是個清理工具。」我也看著吉他，心想：「他說得沒錯。」於是我把吉他拿起來，開始彈奏，立刻感到自己被療癒了。這把由琳達．曼瑟打造的弦樂吉他清理了我。它是個清理工具嗎？我們倆都認爲是，因爲在那一刻，透過靈感，我們都有這樣的感覺。

有一次我讓修．藍博士看我的新名片。當時我擁有一輛二〇〇五年的帕諾茲（**Panoz**）跑車，我替它取了個名字叫法蘭心，而名片上就印著那輛車。

我把名片拿給修・藍博士，他微笑著說：「這是個清理工具。」

「這張名片嗎？」

「是的，你可以好好利用它。當你有問題的時候，想像自己把眼前的問題切碎。」換句話說，我可以在腦中想著我的問題，然後想像自己拿著剪刀，把這張名片給剪碎。

將來還會有其他各種清理工具出現，但我們是否都能認同它們是清理工具呢？我覺得應該沒辦法。一定會有人看著我的那把吉他說：「這不過就是把吉他罷了。」一定也有人會看著我的名片說：「拜託，這就只是你的名片而已，它沒有在清理任何東西。」這種事情只有自己才知道箇中玄妙。

有人曾問我爲何要揭露第五眞言。我只能說，這句話是神賜予的恩典。「恩典」是個很有趣的詞，但這就是神運作的方式。我們可以哀求、懇求、祈禱、跺腳，或是向老天大吼，要神爲我們做這個、做那個，但你收到的任何回應，都是恩典。恩典本身有種神奇的力量，你沒辦法要它來就來。如果你覺得自己可以，那你就是自以爲是。如果神性眞的將恩典當作禮物送來，就表示神性認爲時機已經成熟。我保持開放的心態，找時間來接收這份禮物——就這樣，我收到了。

第五章

高階荷歐波諾波諾

進入覺醒的第四階段

我今天進行清理和清除，就是為了今天。如果能因此獲得恩賜進而覺醒，就感謝神。但我會這麼做，只是因為現在的我會變得更好，能夠變得平靜、安穩，也能夠有所成長。我是為了今天而做，我是為了當下而做。

移除限制，從中覺醒

在本書中，我們會談到更深入也更進階的荷歐波諾波諾，而這些是之前我沒有對一般大眾公開的內容。現在，我想先談談覺醒的四個階段，並讓大家明白，規律地施行這些程序如何能夠幫助你進入更高的狀態。施行荷歐波諾波諾，尤其是第五眞言，不只可以幫助有問題或出狀況的人，更能夠帶領這些人找到另一種脫胎換骨、更愉悅的人生。

我們一直在談所謂的清理和清除，但追根究柢，這些塵埃究竟是如何累積在我們的意識之中呢？修．藍博士說，自盤古開天以來，我們所有人就繼承了來自四面八方的各種程式設定。根據他心情的變化，有時候他也會說我們是從外太空和外星人身上下載了各種資訊。無論你如何看待這件事，我們確實都接收了大量的垃圾。某些在過去或許對生存很有用的事，現在依然存在我們的腦袋裡，盤踞我們的思想，並讓我們持續處在有限的狀態中。

有時候我會這樣問大家：「你的父親母親是佛陀賢伉儷嗎？」大家都會大笑著回答：「不是。」也就是說，你的父母擁有受限的想法，而你從他們身上下載了絕大多數這些想法。沒有人試圖要設定你，但匱乏和限制早已被寫進他們的腦袋裡，你的父母也一樣。追溯到最早有歷史記載的年代，穴居的原始人應該經常挨餓受凍，生活中充滿了恐懼，所以他們理所當然會認爲自己活在匱乏和憂懼之中，因爲在當時，情況確實是如此。

而當你一路從歷史的過去回顧到當下，會發現你已經擁有太多預設想法、太多無意識的設定，而你根本不知道它是從哪裡來的。儘管如此，你還是無意識地依循這些想法生活。這些想法早已根深柢固、堅不可摧了。

這一切是從哪裡開始的？其實我也不知道。但我們每個人都是這樣嗎？絕對是。你是這樣，我是這樣，大家都是這樣。我們要做的就是：從中覺醒。我們要在這裡移除這些限制，清理並清除那些讓我們遠離神性的垃圾，好讓神性能夠經由我們而展現出來，讓我們去接收那些幫助我們活得更光華璀璨的靈感。

覺醒的四個階段

現在，讓我先說明一下覺醒的四個階段各是什麼。

第一個階段是**「受害者情結」**。

有些人會說受害者情結不能算是覺醒的階段之一，因爲處於這種心態中的人基本上是在一種渾然不覺的無意識狀態。你認爲自己是受害者，所以很難說這是個覺醒的階段，然而，這是一個需要我們去審視的意識狀態。

如同梭羅所說：「絕大多數人都活在靜默的絕望之中。」這就是受害者的心理狀態。受害者情結就是責怪所有人，因爲對你來說，一切都是別人的錯。發生在你身上的一切都跟你沒有關係，因爲你是受害者。絕大多數人一輩子都以受害者自居，即便到了死亡降臨的那一刻依然如是。人類歷史絕大部分都與受害者意識有關。

如果有人夠幸運，就會看到一部像是《祕密》這樣的電影，或是讀到某一本書——或許就是本書——那麼他們就能跳脫被害者情結，進入第二個階段，那個被稱爲**「賦能」**（empowerment）**的階段**。

賦能階段令人震顫欣悅，你彷彿長出了一對翅膀，開始感覺到自己像是超人，而且沒有任何事是不可能的。在許多狀況下，這是眞的。一切都是可能的。

賦能與受害者情結完全不同，抱持受害者情結的人沒有力量，而來到賦能階段的人，就開始能夠感覺到自己的能耐。你會開始覺得：「老天啊，我可以下令讓事情發生，而且事情眞的就會發生。」

這是一個很棒的階段——當然絕對比受害者情結好太多——但並不是最後的階段。如同我之前提過的，到了某個時間點，危機就會出現。你可能會遭遇到身邊的人死亡，像是父母或心愛的人；又或者是你自己或與你親近的人必須面對疾病的摧折；也可能會發生一場意外。它可能是任何一種讓人感覺龐大沉重到無法靠自己去面對處理的狀況。

這就是進入第三個階段的時候了，我稱之爲**「臣服」**。

臣服分為兩種。一種臣服是你放棄了，你說：「我贏不了，我已經完了。」而這會讓你重回受害者情結之中。這不是我說的那種「臣服」，這單純只是放棄。

我說的臣服是聽從內在與神性的連結，而這就是荷歐波諾波諾發揮最完美效果的階段，因為它會帶領你與白板、零的狀態及靈感連結。你雖臣服，卻不是以受害者的身分，而是以賦能的方式來臣服。那幾乎可以說是一種開悟的賦能。臣服，是你加入神性的階段。你並不是孤身在與整個世界對抗，現在的你，和神性一起成為這個世界的共同創造者。

接下來還有第四個階段，而這個階段只能仰賴神的恩賜了。這是無法強求而得的階段，你無法用任何交換條件進入這個階段，也無法靠累積點數來進入。這個階段的發生完全仰賴宇宙的恩賜，以及神的恩賜。

第四階段即是我所謂的**「覺醒」**。覺醒就是開悟，那是神透過你而活在世間、透過你而呼吸的狀態。你已與神合而為一，再也不會有分離的感覺。

在本書一開始我就說過，我們所有人之間之所以會分崩離析，正是那些我們認爲自己與神分離的信念造成的。這就是最初的分離。這樣的信念製造了所有的分離，因爲此刻的我們覺得自己孤單一人存在宇宙之中，被隔絕於所有事物之外。

而覺醒這個階段，讓我們再次合爲一體。在這個階段中，神性與你合而爲一。在這裡，透過你的身體、心智、靈魂和精神，神存在著、思考著、行動著、呼吸著。這只能從恩典而來，因爲你的小我必須讓開，這件事才能發生。如果你的小我說「我知道要怎麼樣才能開悟」，那就錯了，因爲在這個階段中，你的小我根本不存在。你的小我不會說這樣的話，這是不可能的事。

迎接覺醒的方法就是做好準備，而荷歐波諾波諾是最佳方式。你要刪除所有受限的程式；你要重新回復寬恕的心，回到充滿愛與感恩的地方；你要找出靜心和感謝的時間。這些都是輔助你走向覺醒很好的方法，但最終覺醒是否到來，依然取決於神的恩賜。

現在，讓我們更深入來看這四個階段。

受害者情結階段

就我看來，絕大多數人出生時都處於第一階段，之後一輩子沒有離開過。我們出生時並非白紙一張，荷歐波諾波諾相關的哲學、心理學及古老的文化習俗都指出，我們生來就帶有早已設定好的程式，因為家族中的各種限制性想法都傳承給了我們。表徵遺傳學也說，你曾祖父母身上的特徵可能會跳過一或兩個世代，出現在你的身上。這並不代表你注定就得繼承這些特徵，無法改變；這只代表當你出生時，你並非白紙一張。

我養過一窩九隻同胎的小貓，全是同一對貓爸媽生的，但每隻小貓的個性截然不同。為什麼會有這樣的事？牠們出生時身上一定已經帶有某種程式了；在牠們遇見我之前，身上一定就已經先有設定了。

我們也是一樣。出生時，我們被賦予了生命，但這生命被放進了一個經過程式設定的容器之中，而絕大多數的程式都不是以豐盛滿盈為基調。這些程式來自在我們之前經歷欠缺、匱乏，然後倖存的人：「我要怎麼做才有下一頓飯吃？」「我要怎麼做才能安全無虞？」「我要怎麼找到喜歡的人，然後讓我的血脈延續下去？」

我們在出生時，就從不是佛陀的父母身上下載了這些資訊，而這對賢伉儷的名字是「限制」。他們也揹負著屬於自己的包袱，但是自己並不知道，而在他們之前的祖先也沒有人知道。過去，在自己身上下工夫，讓自己變得更好這件事，並不像今天這樣廣爲衆人接受。現在這個時代，努力讓自己變好已經成了最新潮流，但在過去並非如此。

爲什麼人們會成爲受害者，並不難理解，因爲大家都被設定成欠缺、有限和匱乏，而且所有人都從出生那一刻起，就認爲這個世界與他們爲敵。接著他們被父母撫養長大，在過程中不斷被灌輸各種關於如何才能存活，以及該怎麼做才能在這個世界占有一席之地的想法，卻極少有父母會談到「賦能」這件事。

處在第一階段的徵象是什麼？你會把一切問題都怪在別人身上。如果你說這是別人要負責的事，就等於是在高舉雙手大聲說：「我是個受害者。」我不管你說的那個別人是總統、經濟、政治體系，還是你的鄰居。這就是你處在第一階段的徵象。

賦能階段

你想要擺脫受害者情結——你會閱讀本書，就表示你應該曾經這麼做過，或是正在這麼做。因爲一個自認爲是受害者的人，應該不太可能會花錢買這本書，除非他已經把矛頭稍微轉向，朝賦能這個方向移動了一點點。

現在我們來到賦能這個階段。你怎麼知道自己已經進入賦能階段呢？你會開始陳述自己想要什麼、會採取行動、設定目標、每天培養更正面的習慣、運用更多正向心理學，還會開始只想著自己和他人好的地方。你開始舒展自己，不斷學習，也不斷成長。你會去做過去自認爲是受害者時絕對不可能去做的事，因爲你那時不認爲有可能做得到，或是像你這樣的人可以這樣做。這樣的你就正處在賦能階段，這時的狀態是：「放馬過來吧。無論什麼事，我都辦得到，因爲什麼事都有可能。衝吧！」

絕大多數教導傳統成功法則的人，可能都處於賦能階段。你會發現像東尼・羅賓斯就是，雖然他本人也是荷歐波諾波諾的超級粉絲，而且曾經上臺授課。

我在跟歌手梅麗莎・埃瑟里吉（Melissa Etheridge）學音樂時，曾在她家裡舉辦過作曲工作坊，我送了她《零極限》和《新・零極限》。她之前就知道這兩本書，說東尼・羅賓斯有教過她和其他幾個人荷歐波諾波諾。從這一點你就可以看出來，他是位非常成功的大人物，會談論目標設定和賦能。他絕對算得上是賦能的大力支持者，但同時也還在學習荷歐波諾波諾。

全世界讀過吉格・金克拉（Zig Ziglar）與戴爾・卡內基（Dale Carnegie）著作的人，更懂賦能。拿破崙・希爾也有些著作提到臣服，舉例來說，如果你讀過《拿破崙．希爾成功定律》（*The Law of Success*），其中一些內容看得出來，儘管希爾並不知道荷歐波諾波諾是什麼，但他確實理解荷歐波諾波諾的原則。

賦能是非常棒的事，我並沒有小看的意思。我現在也還是會使用這些教材，它們是強化信心、以成長為導向的教材。正因為可以賦予人力量，所以會出現在賦能這個階段。你之所以知道自己在這個階段中，是因為你會為自己及他人去做各種事情，而你也設定了目標，努力去達成這個階段中的要求。

臣服階段

當然，接下來你就會想要朝「臣服」邁進。許多人之所以進入臣服階段，是因爲他們碰上了一些無法靠自己處理的事情。在這種時候，你會想：「我以爲我能夠掌控自己的人生，但是眼看我爸或我媽就快死了，我卻無能爲力。我以爲我掌控著自己的人生，但若眞是如此，他們現在就還會活著。」

有什麼在掌控這一切。因爲如此，大家開始尋找和探求，同時在心態上變得更加開放。這時候，他們就會發現一些引領自己朝向內在探詢的書籍。他們會開始搜索，不只是去探尋意義，也要找出我們與源頭的連結何在。他們會用各種不同的字眼來描述：「我想要與神連結。」「我想要與宇宙連結。」「我想要與聖靈連結。」

無論是什麼樣的描述方式，他們都向更高的力量臣服了。而那樣的狀態，也是非常美好的狀態，甚至比賦能更好，因爲實際上你擁有的力量更大了。在賦能的狀態中，你依然在和全宇宙對抗；而臣服之後，你就和宇宙**同在**。這之間的差別實在太大了。

要怎麼知道自己已經進入臣服的階段呢？基本上，**你不再抗拒**。你可能會更常祈願祝禱。我寫了一本名爲《祕密祈願者》（*The Secret Prayer*）的書，在書中我提到，進入這個階段後，絕大多數人在祈禱時都會開始懷抱感恩的心情。你不是像之前那樣以哀求的態度說——「給我、給我、給我」——而是凡事皆以「謝謝」開頭。「謝謝你給了我所擁有的一切，謝謝你讓我過著這樣的生活。」你會花更多時間祈願；你會花更多時間靜心；你會花更多時間沉浸在感恩的心情中；你會花更多時間誦念那四句話，甚或第五句話；你會花更多時間讓自己保持在靜默的狀態中。

我寫了一本關於P. T.巴納姆這位了不起的馬戲團經紀人的書，書名是《每分鐘都有顧客誕生》（*There's a Customer Born Every Minute*）。我眞的花了很多時間研究這個人，想要了解他是如何成爲這麼厲害的行銷大師、政治人物、作家、講者與企業家。

我去了P. T.巴納姆位於康乃狄克州橋港的墓地。你以爲會有巨大的雕像，但那裡卻只有一塊一八九一年立的小墓碑。上面寫著他的座右銘，他說這是他一輩子奉行不渝的信條。他歷經妻子離世；他的博物館曾遭受兩次祝融之災；他撐過了破產——他經歷過非常晦暗的日子。對這個男人來說，並非所有日子都如馬戲團般歡樂，而他一直活到了八十歲。他的墓碑上寫了什麼呢？「一切並非我的意志，而是由祢所成就。——P. T.巴納姆」

絕大多數人都認爲P. T.巴納姆這麼說的意思是：「人生隨時都會有倒楣事發生。」但他從來沒有這麼說過。其實他是從非常崇敬、發自內心與神連結的角度說出這句話的。當然，他並不知道荷歐波諾波諾是什麼，但這種心態——**「一切並非我的意志，而是由祢所成就」**——就是臣服階段的精髓所在，而這對P. T.巴納姆來說終生受用。

你可能會問，持續規律地施行荷歐波諾波諾，是否能幫助我們進階到第四個階段？你可以，也應該要掌控自己從第一階段晉升到第二階段的過程，因爲你是從受害者情結轉移到賦能的狀態中。在這裡，你可以控制的是一切由自己做主，並爲自己的人生負起責任這一類的事。那麼，你可以在從第三階段晉升到第四階段時做一樣的事嗎？

從第三階段進入第四階段的情況並非如此，因爲在這裡，你必須放下，而想要掌控一切，正好與「放下」背道而馳。你必須完完全全地臣服，這就是這個階段。

「一切並非我的意志，而是由祢所成就」，這是一句清理宣言。我愈思考這句話，愈覺得它聽起來就像荷歐波諾波諾。「一切並非我的意志」，意思是擺脫我的小我、擺脫限制。「不是我的意志而是祢所成就」意味著在某處存在著一個更高的力量——那偉大的事物、偉大的謎團、大地之母——是祂的意志透過我而成就了一切。我很愛用這句話來靜心：「一切並非我的意志，而是由祢所成就。」

第三階段並不是要你停下或放棄人生。你不能就這樣坐在角落裡什麼也不做，你還是有屬於自己的任務要完成，而P. T.巴納姆的任務是要成爲馬戲團及博物館經紀人、作家和講者。

在一段很漫長的時間裡，神性要修·藍博士舉辦講座。而在某個時間點，他打電話給我，跟我說：「神性說得由你來寫《零極限》這本書。」

你的生活不會停滯，你不需要停下來什麼都不做。那到底是哪裡不同呢？首先，你必須把注意力放在靈感上：神性對你說的話就是你的任務，或者說是你該優先處理的事情。無論那些事情是什麼，你聽話照著做就對了。

再來，要信任你接收到的指令，要知道你正在執行「生命」這個遊戲中你這個角色該做的事。你正在發揮你在這幅拼圖中的功能。你用輕鬆的方式來進行，心裡明白這很重要，我們所有人都需要你扮演好其中的角色。

覺醒階段

無論最後結果如何，你都要放下，因爲你不會被這些結果牽絆。就各種角度來說，你知道這並非最終的結果。生命只會繼續向前開展，時間只會一分又一分鐘地繼續向前進，永遠不會停下來。以我爲例，假設你寫了七十本書，這時你停下來往回看，然後自問：「這些全都是我做的嗎？」你會做這一切只因為你隨順當下的需要，你全然信賴並對一切了然於心。

我在前面已經說過施行荷歐波諾波諾的國稅局稽查員，以及創下銷售紀錄的汽車業務員的故事。即便已經進入「臣服」的第三階段，這位業務到現在還是持續在賣車子。臣服不代表停止，臣服不代表放棄，臣服不代表要在路途中靠邊暫停，更不代表你不再需要向任何地方前進。從許多方面來說，你可能會變得更積極而去做更多事，但你會抱持著歡欣、快樂和信賴的態度這麼做，而這會對你的人生、幸福、健康和快樂帶來戲劇性的改變。在一九七〇年代創立EST*課程的維爾納・艾哈德（Werner Erhard）曾說：「神要你去做什麼，你就去做，這樣你就會快樂。」沒錯，你正在做神要你做的事。（*譯注：Erhard Seminars Training，由維爾納・艾哈德創立的自我啓發課程，許多名人都曾接受此課程訓練，包括美國總統卡特及披頭四主唱約翰・藍儂等。）

我在烏克蘭時，一個非常受歡迎電視節目的女性主持人對我說：「你說我們所有人都應該去做自己熱愛的事情。」

「沒錯。」

「如果大家都去做自己熱愛的事，那還有誰會來幫忙收垃圾？還有誰會去做水電工？」

「這是因爲你假設所有收垃圾的人都過得不快樂。有很多水電工生活得很快樂。」

我幾年前到芝加哥時，旅館的水管出了些問題，一位水電工前來修理，他是我這輩子見過最快樂的水電工。他很開心自己能夠做這一行。這是一個思緒清明，臉上露出大大微笑的人。

結果就是這樣。你稱職地扮演屬於你的角色，無論你是收垃圾的清潔員、指揮交通的人，或是水電工、作家、採訪員。你扮演好你的角色，雖然這並不表示你可以治癒癌症。而如果最後結果是如此，老天保佑，你就去做吧，但你的角色很可能只是好好撫養你的孩子長大。

《聖經》說：「你們若有信心，像一粒芥菜種，沒有一件不能做的事。」我很喜歡在演講時談芥菜種子。事實上，我還曾經眞的隨身攜帶一枚芥菜種子硬幣，硬幣周圍刻上了這句話，中心則鑲嵌了一顆眞的芥菜種子。有時我會變個小魔術，讓硬幣出現在某人的手中，然後對他們說：「你們一定要有信心。」

有次我在一場活動的講臺上說了芥菜種子的故事。我把芥菜種子高高舉了起來，說：「一顆芥菜種子絕不會質疑它會長成一棵芥菜樹。它會慢慢長大，變成它原本所是的模樣。它不會變成玫瑰，也不會變成麵包，更不會變成其他任何東西。它絲毫不懷疑：『這就是我，這就是我將成爲的模樣，而我正在努力變成那樣。』

「那麼，如果你們也沒有任何質疑呢？如果你們也懷抱同樣的信心呢？」我問。

我們在施行荷歐波諾波諾的問題之一，就是信心薄弱。我們並不眞的相信自己跟神有連結，不相信有人站在我們這一邊，也不眞的相信我們能夠處理自己的匱乏和限制。結果就是，我們並沒有眞的去嘗試，沒有努力去達成什麼，只是不斷重複自己薄弱的信心。如果我們眞的能夠充分理解芥菜種子這個寓言，就可以實現不可能的事，跟耶穌一樣施展奇蹟。如果我們眞的相信，就能夠獲得一股嶄新能量的啓發，而那是此刻的我們無法想像的強大能量。

很多人都會被自己的質疑給困住：「我懷疑這到底有沒有用。我懷疑荷歐波諾波諾對我究竟有沒有效果。我懷疑那四句話，或是第五句話到底是不是清理工具。」

你可以盡情地懷疑卻一事無成，因爲你只是一直在懷疑。修・藍博士會說這一切毫無意義。這些全都來自頭腦，而你的頭腦會想出各式各樣的謎題、故事、問題、恐懼和懷疑。我在Instagram上做了一張有文字說明的照片：「懷疑你的懷疑，繼續追尋你的夢想。」當你懷疑你的懷疑，你就開始朝第四階段邁進了。

如果你持續觀望第三階段或第二階段，並對自己說：「我懷疑自己能不能進入這樣的狀態。」這樣的你根本連靠近這個概念都不可能。懷疑讓你連走近窗戶旁探頭看看裡面的狀況都做不到。懷疑你的懷疑：盡最大的努力把懷疑丟掉，這樣你才能重回充滿感恩與清澄的那一刻。

在所有事物中看見神性

接下來是本書最重要的內容。

這是一個需要時時刻刻進行的練習：了解到就連你在閱讀的時候，你的意識背後都有一塊白板，那就是意識本身。你愈能夠認同那塊白板，就愈有機會覺醒；你愈是能夠穿過各種外表的掩飾看到源頭、看到見證者、看到那個背景的核心所在，就越能夠進入覺醒的狀態。

我接下來要描述的是件非常重要的事。我能理解它聽起來讓人感到很困惑，所以我要再試一次。當我在說話的時候，我很清楚地覺知到自己在說話，也很清楚這就像是電影：前面有片銀幕，而我說的一切、做的一切，都被投影在這片銀幕上。我愈能夠認同這片銀幕，回到白板所在之處，就愈能夠清楚看見自己正在說的一切都被投射在銀幕上。能夠將這個過程看得愈清楚，就愈接近覺醒。

覺醒，就是我與白板的融合。一旦覺醒，你還是會擁有話語，還是會想說話。所有開悟的大師，除了少數例外，都還是會說話。他們可能不會寫下任何東西——絕大多數都沒有——但都還是會說話。他們還是有想說的話，因爲靈感正透過他們在展現。到了這個程度的覺醒，你就像是腹語師手上的傀儡：是神在操縱傀儡身上的線，祂給你臺詞，讓你看向這邊或那邊——祂透過你而活。

我知道這很複雜也很讓人困惑，因爲這並不是所有人都會有的人性狀態。地球上有超過七十億人，但只有一或兩個人是開悟的。我們終日盲目奔波，努力讓自己活下去，而其中絕大多數的人，就如同梭羅所說，都以被害者自居，活在靜默的絕望之中。

我還是要再次強調，即便進入了第四階段，還是可以繼續生活在這個物質世界並享受其中的各種事物。物質和靈性是硬幣的兩面。你看著這一面說它是物質，但翻到另一面或看進它的內在，靈性就在那裡。你可能想要一輛很炫的車或一棟很棒的房子，或者還是想要對你深信的志業有所貢獻，這些對你來說依然無可匹敵，你還是會參與這個世界的遊戲，但你會帶著更高一層的意識這麼做，這就是差異所在。事實上，你會藉由做這些事來練習與神同在。從荷歐波諾波諾的觀點來看，你會在所有事物中看見神性，你會在本書中看見神性，你會在牆壁、花朵、水——你看到的任何東西之中看見神性。這就是在練習與神同在。

活在當下

就我個人來說，我會傾向**避免把進入第四階段當成目標**，因爲這與你想要的正好相反。你想要的是放下，這樣才能獲得神的恩賜，得到覺醒。

但我確實會每天靜心或施行荷歐波諾波諾，這不只是爲了要準備進入第四階段，同時也是爲了我現在可以獲得的各種好處。我父親每天健身，持續超過七十年，我想他從來沒有一天不健身，事實上，他是在健身房過世的；健身對他來說就是這麼重要的事。他說他健身並不是爲了要長命百歲，而是爲了當下的今天。他說：「我健身是因爲這會讓今天的我感覺更好。」

很多人都有這樣的動機：「如果我這麼做，就能長壽，或者我就會在之後獲得某些成果。」我父親的思考方式則是，如果我今天這麼做，我今天就會得到成果。我想我們應該要用相同的心態來練習荷歐波諾波諾、靜心，以及感恩。我今天進行清理和清除，就是爲了今天。如果能因此獲得恩賜進而覺醒，那麼就感謝神，但我會這麼做，只是因爲現在的我會變得更好，能夠變得平靜、安穩，也能夠有所成長。我是爲了今天而做；我是爲了當下而做。

第六章

第X階段

發展你自己的清理話語，讓靈性更加成長

記憶和智性都是由頭腦產生，直覺和靈感則比較像是來自身體。重點就是，根據我內在的識別力，我知道有些東西是清理工具，有些不是。當你感覺到某樣東西是清理工具時，問問自己：「這真的是來自靈感嗎？又或者是我因為某種隱藏的目的而想要讓它變成清理工具呢？」

靈感是獨一無二的主觀經驗

假設有人已經努力練習前面提到的五句話好一段時間，現在這五句話已經成爲他們腦海中持續不斷規律出現的對話了。這個時候，他們可能會想要進入更深層的療癒階段，並讓靈性的覺醒更深入滲透到個人的生活。那麼，就可以開始尋求是否還有其他啓發性的話語等著我們去發現。

修・藍博士告訴過我，當你清理時，就會接收到靈感。換句話說，你可能會從「我愛你、對不起、請原諒我、謝謝你」開始，接下來，隨著你持續使用這幾句話而有所進展，可能就會受到靈感的指引，開始省略其中幾句，就如同我在前面章節提到的。最後你可能會只說「謝謝你」，或「我愛你」，又或者可能會接收到一句針對你本人和你面對的狀況所打造的專屬話語。隨著持續清理和清除，慢慢驅逐了所有覆蓋覺知的烏雲，我們便能夠接收到靈感。

正如我之前強調的，我們每時每刻的行動，要麼是從記憶而來，要麼就是從靈感而來。而絕大多數時候，我們都是出於記憶。當我們持續施行荷歐波諾波諾，就會消除愈來愈多的記憶，好讓靈感能夠進來。

有些靈感會包含文字和語句，我舉個發生在我身上的例子。多年前，我偶然得知「benestrophe」（諸事順遂）這個詞，每次只要使用這個詞，一定會有人問我：「這是拉丁文嗎？你在說的是什麼？這個字代表什麼？意思是？」如果我沒記錯，「諸事順遂」是瑪麗琳・弗格森（Marilyn Ferguson）創造的，她是一九八〇年代《寶瓶同謀》（*Aquarian Conspiracy*）一書的作者。這個字是「災難」（catastrophe）的反義字。災難的意思就是所有不好的事同時發生，而諸事順遂剛好相反：所有美好的事同時發生。我心想：「噢，我想要諸事順遂，想要過著諸事順遂這樣的生活。」而在談生意時，我經常會說：「我希望能有諸事順遂的結果；我在找的是諸事順遂。」

對我來說，「諸事順遂」就是個清理工具，是我用來清理的一個新詞。我不會到處見到人就用這個詞，就像我也不會到處大聲嚷嚷「我愛你、對不起、請原諒我、謝謝你」。這是我個人的內在體驗。當我在心中默念「諸事順遂」時，它就是一個嶄新、現代的荷歐波諾波諾詞語，幫助我進行清理。

讓我再舉一個例子。現在和我一起生活的伴侶是麗莎・溫斯頓。麗莎是位百萬暢銷書作家，有自己的電視節目，也深受萊姆病所苦。她使用荷歐波諾波諾幫助自己清理和療癒，過程中，她想出了一句話：「夠勇敢就好。」當我聽到這句話並用心去感受時，我心想：「這句話眞是強大。」因爲在所有自我幫助的課程和活動中，大家都會說像是「去做就對了」「要堅強」，還有「要無所畏懼」這一類的話。當然還有很多其他類似的話語，但那些正遭受看似無法治癒的疾病折磨的人，根本沒有力氣去相信這些話。「夠勇敢就好」隱含的意思是，你不需要做全世界最勇敢的人，也不需要做全世界最堅強的人，你只要夠勇敢，能撐過今天就好。

這成爲賦能的新工具。對很多人來說，這聽起來完全莫名其妙，除非他們有相信自己的必要。或許他們可以開始這麼說：「夠勇敢就好，只要夠勇敢就好。只要夠勇敢能撐過今天就好。」事實上，我們寫了一首歌，歌名就叫作「夠勇敢就好」，因爲我們想要把這個訊息傳遞出去。

在持續施行荷歐波諾波諾的過程中，無論碰上什麼狀況，只要抓住機會就說「我愛你、對不起、請原諒我、謝謝你」，這樣或許我們就能夠更上一層樓，同時做到「我原諒自己」。而到了某個時間點，覺醒就會出現，清明就會出現，讓你能夠接收到專門爲你個人的狀況打造的靈感。當靈感到來，而你知道這就是適合你的，那麼就去運用、分享，如同我在這裡所做的一樣。

有些人會問，初學者是不是應該先在一段期間內使用那四句核心話語，之後再發展屬於自己的語句比較好。這個問題暗示了這是個有規則、規範及細項的方法，但實際上荷歐波諾波諾並沒有這些東西。基本上這完全是個人內在的功課。我不會跟某人說他必須在某段期間裡做某些事，在那之後他才能夠允許新的靈感出現。既然靈感是由神而來，是神的恩賜，有什麼理由不能在某人第一次說「我愛你、對不起、請原諒我、謝謝你」的那一天就出現呢？這完全是有可能的，我不是那種設下期限，然後說「不行，不行，你現在就有靈感太快了，你需要再做個兩年才行」的人。

這完全是自己內在的功課，是非常主觀的體驗，也絕對是種靈性上的連結：你和你的神性之間的連結。讓我踏進你的內在世界簡直就是侵犯隱私，至少我的想法是如此。更爲愼重其事的說法應該是：把這當作是種靜心，它就是你與你和更高力量的連結之間的事，正是這股力量給了我們生命，並讓我們得以存在。這段獨特的關係將會指引你方向。

這幾句話——我愛你、對不起、請原諒我、謝謝你——就像是飛機上那小小的方向舵，我們利用這方向舵在生命中前進。而每當我們這麼做，就能受到靈感的啓發，因爲雲層正漸漸散去。

所有東西都可以是清理工具

修·藍博士總是叫我喬瑟夫，而不是喬。有一次，他說他收到靈感，要幫我取個夏威夷名字。我心想：「太酷了，好想知道我的夏威夷名字會是什麼。」我們都對這類事情非常好奇。他說：「那個名字是阿歐．庫（Ao Akua）。」首先我得問他這個名字該怎麼念；再來，它是什麼意思？阿歐．庫的意思是「撥開雲層看見神」，聽起來滿厲害的，而阿歐．庫也成爲我的清理工具。它可能不會是其他人的清理工具，因爲他們或許無法產生共鳴。再次重申，他們得往內在去尋求屬於自己的清理工具。

說了這麼多，我的重點是，當你在做荷歐波諾波諾時，事實上你在做的就是阿歐．庫這件事。你正在撥開雲層看見神，而當你撥開雲層後——雲層指的是記憶、懷疑、恐懼、限制，以及阻礙此刻出現奇蹟的心智程式——就會看見在後面的東西。我們會說那是一片天空，但天空就像是神性的密碼。那是見證者。那個見證者、那個神性、那個天空，可能會悄悄對你說出一個新的字眼、一句新的話語，甚至是一個新的符號。

荷歐波諾波諾相信，世間萬物都有生命，也相信它們都有存在的目的。世間萬物以各自的方式滋養著你，吃草莓或藍莓也是一種清理工具。根據修·藍博士的說法，有人生病後跑去找身爲卡胡那與治療師的莫兒娜尋求幫助時，她走進她那長滿各種藥草與植物的花園裡，開口問道：「有誰想要幫助這個女人好起來？」接著她會尋找舉起手來的植物，大概是這樣的感覺。然後她會拔下這些植物，烹煮或是做成藥草茶，給那位患者服用。重點就是，世間萬物都有生命，也就是說，所有東西都可以是清理工具。

我曾經談過各種不同的清理工具：琳達·曼瑟手作的吉他、印有我的愛車帕諾茲的名片，還有像是「諸事順遂」這類的詞。而修·藍博士和莫兒娜會提到各種植物和水果。這種做法能夠開啓這顆星球或整個銀河，端看你想要將自己的心智延展到什麼程度。

修·藍博士說，藍色太陽水是種清理工具。藍色太陽水其實就是你到處都可以取得的水，也可以是水龍頭的水。把這些水倒進藍色的玻璃瓶，放置在太陽下，通常是一天的時間，但只有一小時也可以。太陽會對藍色玻璃瓶中的水施展魔法，然後你把水拿進來，喝下肚。

這類範例永遠舉不完。我可以開玩笑說胡蘿蔔蛋糕也是清理工具，但這麼做就有點太牽強了。我是眞的很愛吃胡蘿蔔蛋糕，所以如果我說它是清理工具，就可以沒有顧忌地一直吃個不停，也不會有人管我。我可以試著讓它成爲清理工具，儘管我知道它並不是。它感覺起來明明就不是。但如果哪天靈感來了，或許它就會成爲清理工具。

重點就是，根據我內在的識別力，我知道有些東西是清理工具，有些不是。當你感覺到某樣東西是清理工具時，問問自己：「這眞的是來自靈感嗎？又或者是我因爲某種隱藏的目的而想要讓它變成清理工具呢？」

說了這麼多，只是想要告訴你，持續施行荷歐波諾波諾，你就能夠撥開雲層看見神。

丟掉所有規則

這時，可能會有很多問題跑出來：是不是有什麼比較好的荷歐波諾波諾語句結構？短一點是不是比較好？時態要用現在式還是未來式？這些話語是爲了自己還是別人而建構？有什麼要素能夠幫助想要開發荷歐波諾波諾話語的人？

最有幫助的就是把所有規則都丟掉。在提供自我幫助方法的業界中，有許多人會談論到該如何挑選肯定句，以及架構出目標。他們會說這時要使用現在式時態和第一人稱，這在賦能的第二階段中確實很有道理，因爲這時的你正在試著要設定目標、爲自己創造出可以賦予你力量的肯定句，好讓你獲得想要的結果。從賦能的第二階段來看，這些都是非常寶貴的做法，都是很有用的資訊，每個人都應該要知道且身體力行。

但是來到更高的階段時，我們完全不想要這些東西。看看第五眞言：我原諒自己（I forgives myself）。這句英文很糟糕，違反了英文文法的規則，聽到時會讓人很困惑。究竟這句話是三個單字：我—原諒—自己，還是四個單字：我—原諒—我的—自我（I forgives my self）？

接下來事情又變得更複雜了。當你把這句英文翻譯成其他語言時，你會試著譯出這些字詞要表達的含意，因爲在另一種語言中，跟「原諒」對應的那個詞，可能和英語有微妙的不同。我到俄羅斯、烏克蘭、波蘭和義大利這些國家時，很常聽到有人這麼說：「那四句話在我們的語言裡表達的是不太一樣的意思。」

如果眞的嘗試要去建構一句讓所有人——包括我們的英文老師——都滿意的話語，一定會失敗。當靈感來的時候，我們必須要尊重它。第五眞言來到我身邊的那個晚上，其實我是很抗拒的，我心想：「等等，我是個作家，是個文字工作者，我不能寫出這樣的句子。這根本就沒道理，在文法上是錯的。」這時的我必須深入內在並啓動我的洞察力，這是所有人都需要學習的事——擁有能夠分辨差異的洞察力。這句話是來自我的智性，還是來自我的靈感？它來自我的大腦、我的心智，或是來自我的內心深處、我的感受？

如何分辨直覺與智性？

大家很常問，要如何分辨直覺與智性（其實這非常近似記憶和靈感之間的差別）。絕大多數時候，記憶和智性都是由頭腦產生。我們都知道思考時是什麼感覺，就好像有什麼事正在我們頭殼下方、雙眼背後那個位置發生，感覺彷彿有臺電腦正在我們的雙耳之間運作。記憶似乎也是從同樣的地方而來。

直覺和靈感則比較像是來自**身體**。在日本與夏威夷文化中，他們會說那是來自肚臍附近的一個點；有些靈性信仰則說，你的意識核心並不在你的腦袋裡，而是在肚子裡。

你可以把這個標準拿來當作一種確認信號來自何處的方法。當第五眞言出現時，我不得不探詢自己的內在，然後開始判斷：這是來自脖子以上，還是脖子以下的地方？感覺起來它的確像是來自身體的下半部；我覺得我是接收到這句話，而不是自己想出來的。身爲作家及廣告文案撰稿人，我知道寫文案、寫文章時是什麼樣的感覺，也知道該如何挑選字詞來給讀者最有力的衝擊。而第五眞言並不是那樣的情況，它就這樣從天上掉下來——從白板、從這個世界、從神那裡來到我身邊。

我在心中收到了第五眞言，並向我的內在確認：它來自感覺，屬於身體的感知。如果要說有任何建構這些語句或影像的規則，那就是：當你接收到它們時，先在心中確認一下，因爲我們都很容易自欺欺人和自我破壞，絕大多數時候都沒有意識到自己的行爲。我們應該要在內心確認，究竟它來自我們的頭腦，還是我們的心？我們希望那是來自我們的心。

你接收到的語句也有可能來自外界。舉例來說，你可能正在讀這本書，裡面有某個詞或某句話讀起來讓你豁然開朗。對你個人來說很有感，但對我就未必。我可能並未在本書中特別強調這個詞或這句話，不過你在閱讀時，它可能會有某些東西觸動了你，那就是你要特別留心注意的。

大家在施行荷歐波諾波諾的時候，都可能會接收到靈感給的某個詞、某句話、某個符號，或是某個物體；又或者在讀書或看電影時，會被某些情節觸動，那種感覺就像是：「噢，那部電影、那本書、那句話、那個人、那個角色、那種顏色，甚至是那件外套——那條圍巾就是個清理工具。」靈感對每個人來說都是獨一無二的，他們不會刻意讓靈感發生，也不會以結構性、邏輯性的方式去控制它的出現。接收到的靈感，在某種程度上也是種恩賜。

第七章
進階清理法

當你說「我愛你、對不起、請原諒我、謝謝你」，或是「我原諒自己」，或其他任何荷歐波諾波諾話語時，就會受到指引，你會找到某本書、某場講座、某位治療師，或是某種可以戒除習慣的方法。不要認為荷歐波諾波諾是唯一要做的，它會清理並清除路途中的障礙，讓靈感到來，告訴你接下來還可以做些什麼。

追隨靈感行動，找出最適合的清理工具

在本章中，我們要來談談荷歐波諾波諾哲學中的其他清理方式。正如我一直在說的，荷歐波諾波諾並不只是幾句話而已。荷歐波諾波諾是一種靈性的存在方式，就許多角度來說，它是你生命的新典範。

有些人可能會對那些具有破壞性的假清理方式感到憂心。有人可能在無意識中想要自毀，他們會說：「古柯鹼是一種清理工具。」當他們吸食古柯鹼時，對自我的感覺非常良好，而這也強化了他們認爲古柯鹼是種好清理工具的想法：「我現在感覺好多了，所以我想要更多古柯鹼。」

請先暫停這樣的想法，因爲我們在尋找的是讓我們健康快樂的事物。荷歐波諾波諾教導我們，草莓可以是種療癒和清理的工具，而我不覺得有人會認爲草莓對人體有害。你可能對草莓過敏，所以不會去吃，但你會去吃其他被認爲是清理工具的食物。

早期我和修・藍博士參加的一場荷歐波諾波諾活動的會場裡，擺放著一大盆M&M's巧克力。當時我正在參加瘦身比賽，所以覺得M&M's巧克力是非常邪惡的東西，根本不想靠近。就在這時候，修・藍博士宣布M&M's巧克力是種清理工具。

我走向修・藍博士，跟他說：「M&M's巧克力怎麼可能會是清理工具？它是糖，是巧克力啊！它會讓人上癮，對身體不好，而且我正在參加瘦身比賽，所以千萬不要讓它靠近我。」

「你不需要吃啊，」他說，「可以舔一下就好。」我心想：「誰會舔一下M&M's巧克力再放回去啊，這比眼睜睜看著不能吃更殘酷。」

一切都要回歸到自己的判斷力。究竟什麼對你才是好的？M&M's巧克力對我來說並不好，尤其是當時的我正在瘦身。我不認為對當時那個狀態下的我來說，M&M's巧克力是種適合的清理工具。

這就是第一步。你對於「這東西眞的對我有好處嗎？」會有非常主觀的體驗。這時，我們就必須要看看自己是不是在自欺欺人：「嘿，我們來吸點古柯鹼吧。那眞是個好清理工具，只要眨眨眼就過了，然後可以再吸更多。」我們都知道也同意，古柯鹼絕對不是一種清理或清除工具，它對你或任何人都不好。我們要從一個直截了當、嚴厲強制的角度來看這件事：這東西對我們不好，所以千萬不要碰。

這就是爲什麼我們要持續施行荷歐波諾波諾，因爲我們很容易就會被自己欺騙。神經科學及神經心理學的研究顯示，我們幾乎時時刻刻都受到無意識的驅使，而這完全符合荷歐波諾波諾說的：我們的行動要麼是來自記憶，要麼就是來自靈感。記憶是什麼？記憶就是無意識的資料庫，存滿了過去的各種經驗、故事和信念，這些東西塞滿了我們的大腦，才讓我們來到這裡。我們仍然活在那些東西的投射之中，仍然依靠無意識而活。我們想要把那些東西清理乾淨，該怎麼做呢？我們開始說「我愛你、對不起、請原諒我、謝謝你、我原諒自己」，接著或許會說「諸事順遂」，或任何之後受靈感啓發而出現的話語。隨著持續清理，就會更了解哪些對我們來說是愉快、有幫助且最適合我們的清理工具。

對於有成癮症的人，我首先想說的就是，**不要對自己太嚴苛**。你一定想狠狠揍自己一頓，因爲你正在做一些其實你並不眞的想做的事，雖然你是受到無意識的驅使而去做的。不要對自己太嚴苛，好好愛自己、養護自己、照顧自己。你並不孤單：許多人都跟你有一樣的成癮問題。要愛自己、珍惜自己。

修‧藍博士說：「當你對某個狀況施行荷歐波諾波諾，比方說成癮問題，你就會收到靈感，找到某樣能夠幫助你的事物。」當你說「我愛你、對不起、請原諒我、謝謝你」，或是「我原諒自己」，或其他任何荷歐波諾波諾話語時，就會受到指引——你會找到某本書、某場講座、某位治療師，或是某種可以戒除這種習慣的方法。不要認爲荷歐波諾波諾是唯一要做的，它會清理並清除路途中的障礙，讓靈感到來，告訴你接下來還可以做些什麼。

光是坐在那裡說：「我已經二十四小時都在做荷歐波諾波諾了，但我還是不斷在暴食，或還是繼續在抽菸。」這誰不會？當你在做荷歐波諾波諾時，可能會收到靈感，比方說，去找相關領域的催眠治療師來幫助處理你的成癮問題。無論這時出現的靈感是什麼，**去做就對了**。

受靈感啓發而展開行動，這點非常非常重要。荷歐波諾波諾並不是要你坐在海灘上什麼都不做。在不斷去做的過程中，你會接收到靈感，過上一種只屬於你的生活。無論你對什麼上癮，持續對它施行荷歐波諾波諾。保持開放的心態接受接下來的提示、機會、靈感或療法，然後採取受到靈感啓發的行動，努力去達成目標。

中斷你扮演的角色

我很愛《陰陽魔界》（*Twilight Zone*）這部影集，從小看到大。一九七〇年，我念中學時，甚至還見過創作這部影集的羅德．賽林（Rod Serling）本人。那對我來說是人生的轉捩點，因爲我終於明白，如果這位看起膽怯兮兮、一直不斷抽菸的矮個子男人可以成爲作家，那我也可以。他非常平易近人，也對我非常好。我忍不住問他是否會寫自傳，這位男子謙虛得無以復加，說：「我的人生並沒有發生什麼特別的事，我的自傳讀起來會很無聊。」

「我的老天爺啊！」我心想。他經歷過第二次世界大戰、是倡議公民權和電視事業的早期先鋒之一，還是一位無人能比的偉大劇作家，同時也是很棒的演員。《陰陽魔界》每一集的劇情都是他發想出來的，後來的《夜間畫廊》（*Night Gallery*）也是。這樣他還不認爲自己的人生有做任何值得讓他人閱讀的事！當然，在一九七五年他過世之後，其他人爲他寫了傳記，因爲他的人生絕對值得一讀。

《陰陽魔界》其中一集的劇情特別震撼了我，這集的劇本是由理察・麥特森（**Richard Matheson**，《我是傳奇》作者）撰寫。天啊，我眞的是驚訝極了！劇中有位上班族，坐在辦公桌前，一天的工作接近尾聲，這時他的祕書走進辦公室，他們開始討論下週的工作計畫。他同意搭乘某個航班之類的，然後站起來處理另一些事，接著就聽見從麥克風傳來一聲非常響亮的「卡」！

一切在瞬間凝結，包括這位上班族。他轉過身來，疑惑地想：「那是什麼？是誰喊了卡？」這時，他辦公室的牆壁開始被拆開搬走，接著有人走過來搬走了他的辦公桌。爲什麼？他完全搞不懂這究竟是怎麼一回事，四處張望。這時他才發現原來自己身處電影片廠，但這確實是他的人生啊，他不知道自己是在演電影。他在辦公室裡工作，是個主管、經理之類的人物，正在處理業務，但突然之間周遭的一切全被拆掉了，他必須在心理上調適這件事：你並不是在辦公室工作，而是個在片廠裡演戲的演員，我們只是讓你扮演這個角色而已。

請仔細想想這件事，因爲這就是人生的隱喩：你和我都在扮演某個角色。如果這時神突然走進來，把你四周的牆板全都拆掉，你會如何？你會心想：「等一等！我以爲我正在做很重要的事。」而宇宙會告訴你：「你只是在扮演一個角色。你不需要再繼續演下去了，我們找了另外一個角色給你。」

這之中有非常多值得思考的暗示，其中之一是，如果你眞的從扮演角色的角度來看待你的人生，就不會那麼糾結執著了。你會想：「嘿，這只是我現在的角色罷了。過不了多久，這場戲就會結束。」這讓我得以徹底切割當下的各種煩惱、擔憂和沉重。

這與成癮也大有關聯，因爲如果你正在扮演某個角色，現在要演出的部分就是與成癮問題有關。如果你突然被告知：「你不用再演這個部分了，我們改了劇本。你之前有成癮問題，但我們發現這個情節不怎麼有看頭，決定要改寫劇本，讓你有個正面的成癮習慣。」有負面的成癮，也有正面的成癮。

你被告知：「現在你有了新的成癮習慣。從此刻開始，這就是你的新角色，那就是說『我愛你、對不起、請原諒我、謝謝你』，每天要說好幾次。你不用一整天說個不停，一天只要說個幾次就可以了。你幾乎是對這幾句話說上了癮，必須每天都說這四句話才行。」然後你對自己說：「這就是我的新劇本。」

這一集的《陰陽魔界》是個非常有催眠效果的故事，這靈感實在是太妙了。我真希望我認識理察．麥特森，這樣我就可以問他：「你是怎麼寫出這個故事的？這靈感是從哪裡來的？」我對他以及其他科幻小說作家都有一定的了解，我知道有時這些故事來自白板。他們不會用邏輯來分析這個念頭，而只是接收它，賦予它具體的形貌，然後把故事寫出來。接著他們把故事交給製作人，製作人會說：「好，我們把這個故事拍出來吧。」就這樣，你和我數十年之後坐在沙發上驚歎不已，心想：「這個作品實在太厲害了。」可是，劇作家只是在做他們的工作而已。他們寫下劇本，然後製作成電視影集，希望有觀眾會看，有贊助商願意買單。

從荷歐波諾波諾的觀點來看，這裡有非常深刻的隱含意義。了解「其實我們只是被賦予了某個角色」這件事，讓我們更靠近神、更靠近白板。就像莎士比亞說的，我們都是演員，都站在名爲「人生」的舞臺上。隨著時光流轉，這個舞臺和上面的演員及道具持續不斷在改變，但這齣戲依舊如常上演。

你可以根據這一集的劇情來清理。如果你明白你正看著自己在做的一切，開始走向你不想要的方向，就可以大聲對自己喊「卡」，中斷演出。

「我只是在扮演這個角色，劇情不一定要這樣發展。」

現在有一套名爲神經語言程式學的心理學技巧，其中之一就是中斷法，是關於找出方法來中斷你的思緒與行爲模式——如果你是治療師，則是中斷你個案的思考與行爲模式。在人生過程中的任何時候，只要你發現自己正朝不想要的方向前進，就可以在腦袋裡大喊「卡」，讓自己暫停。你可以說：「等一等，我只是在角色扮演而已。這只是現在的設定，只是現在的劇本，而這個劇本很快就會改寫了。我會拿到新的劇本。」

假裝、掃街與拍打技巧

如果你眞的很想樂在其中，而不是等劇本寫好之後再交給你，你可以自己重寫。「我希望我這個角色是怎樣的人呢？我希望自己是個快樂的人。」沒問題。那麼快樂是什麼樣的感覺？「我希望這個角色不要那麼容易受到記憶的驅使，而是更容易受到靈感的啓發。」

你絕對可以樂在其中。

這就是進階的荷歐波諾波諾技巧。**假裝就好**。你甚至可以假裝自己是修·藍博士或莫兒娜。如果你是他們，在施行了數十年的荷歐波諾波諾，而且被公認爲大師之後，你會做什麼樣的事呢？會過得如何？會有什麼想法？會說些什麼話？會有什麼感覺？儘管你不可能百分之百知道這些問題的正確答案，但你會更接近那種感覺。

另一個是我稱爲**「掃街」的技巧**。古老的斯多噶學派會先想像最糟糕的狀況，好讓自己預先做好準備。他們不會試圖去創造或吸引事物到來，兩千年前的他們並不知道吸引力法則是什麼，只會試著去理解有可能會出現怎樣的結果，這樣一來就可以先做好心理準備。因爲他們認爲只要做好心理準備，不管發生什麼事，一定都有辦法面對和處理。

從荷歐波諾波諾的觀點來看，假設你知道接下來會發生不愉快或負面的事，例如你得參加一場會議、上法院、看醫生。這時，你得清理你對這個經驗的認知。或許你是這樣想的：「我等等要去看醫生了，他們一定會要我做乳房X光攝影，這實在讓我很緊張。」這份緊張是種記憶，並非靈感。你之所以會緊張害怕，是因爲過去的經驗、過去的故事，以及過去的信念出現在當下。這就是爲什麼你要清理並清除它們。只要你刪除對醫生或手術的不安和恐懼，只要你專注在「我愛你、對不起、請原諒我、謝謝你」，以及「我原諒自己」，就能刪除這些記憶，繼續活在當下。斯多噶學派是武裝好自己準備上戰場，而有了荷歐波諾波諾的你，則是可以在一開始就把造成戰爭的原因先消除掉。

另一個清理方式是**「拍打」**。最初，發明人羅傑·卡拉漢（Roger Callahan）稱之爲TFT（Thought Field Therapy），也就是「思維場療法」，之後改稱爲EFT（Emotional Freedom Techniques），即「情緒釋放技巧」。而我在靈感的啓發之下，又增加了另一個方法：HFT，即**「荷歐波諾波諾

釋放技巧」。吉他僧侶馬修・迪克森和我一起專爲荷歐波諾波諾釋放技巧建立了一門完整的認證課程。

荷歐波諾波諾釋放技巧

荷歐波諾波諾釋放技巧融合了拍打與荷歐波諾波諾。拍打有時也稱爲「心理針灸」。數千年前，中國人發現身體內存在能量經絡，而針灸的基本原理就是將身體視爲一個經絡系統，在各條經絡中都有能量流動。你可以把這些經絡想像成能量的小河，在你身體中汩汩而行。針灸師會將一根小針刺進他們發現受到阻塞的地方。有些人認爲這麼做是在阻絕能量的流動，但其實是在進行疏通。他們是在把通路打開，就像河流之所以會淤塞，是因爲裡面有垃圾堆積，而針灸師把針刺進去，將造成堵塞的垃圾排除。他們針灸的對象就是那些造成堵塞的東西。

而羅傑・卡拉漢發現，與其插一根針到穴道上，其實也可以拍打相同的位置，藉此釋放阻塞的能量。我們可以把意識中所有信念、負面想法和限制全都拍掉。

當心中出現某種恐懼，就表示我們的身體和心理有地方堵塞了。現在我們知道那些阻塞是什麼，所以拍打它，這麼做不是要把這些阻礙物拍進身體或心裡，而是要統統移除，好讓我們回到生命自然的流動中。我們會回到生命原就豐盛滿盈的流動之中，回到靈感和選擇之中。

這絕對不只是治療背痛或頭痛而已。我們談的是心理上的問題，是那些讓我們無法得到想要的東西或達成預期目標的阻礙。你可以把這些東西全都拍掉。

我多年前就學會拍打，爲的是要克服對公開演講的恐懼。我一直都是個內向的人，是那種喜歡拿著一杯咖啡獨自坐在圖書館裡的人。但是因爲我必須推銷早期寫的書，所以總是會有人來邀請我演講，儘管不情願，我也只能硬著頭皮去。我非常討厭演講，而且怕得要命。光是站在一群只有六個人的團體前，我就幾乎要暈倒了，因爲我沒辦法呼吸，會緊張到過度換氣。我的大腦完全搞垮了我的精神。

我覺得一定有辦法可以解決這個問題。當然，我們有卡內基，還有國際演講協會，也有各式各樣的工具和書籍可以參考。而在這個過程中，我發現了「五分鐘恐懼症治療法」。羅傑·卡拉漢在一本航空雜誌上登了廣告推銷他的五分鐘恐懼症治療法，這個療法包括一捲錄影帶，還有一本小書，內容則是如何靠拍打的方式驅除對演講的恐懼。我買了這個套組並照著做。

當然，現在的我演講絕對沒有問題。我經歷過人數最多的現場演講是兩萬人，地點在秘魯。而我上過的電視節目觀衆應該超過百萬人，因爲我上過兩次賴瑞·金（Larry King）脫口秀，以及唐尼·德茨奇（Donny Deutsch）在CNBC國家廣播公司商業頻道的節目，以及其他許多節目。

直到現在我還是寧願一個人在圖書館裡喝咖啡，但如果有需要出現在群衆面前，我還是辦得到。爲什麼？因爲我把恐懼都拍掉了。

荷歐波諾波諾釋放技巧步驟

基本的順序是先拍打左手下側，也就是所謂「手刀」的部位，一邊念著：「儘管我——（你可以自行填入自己面臨的狀況）。儘管我很害怕在大家面前演講，我還是深深地愛著自己、接受自己，也原諒自己。」

請在空格裡自行填入你想要移除的狀況，例如：「儘管我抽菸抽太凶，我還是深深愛著自己、接受自己，也原諒自己。」「儘管我必須上法院，我還是深深愛著自己、接受自己，也原諒自己。」「儘管我心愛的人離開了我，我還是深深愛著自己、接受自己，也原諒自己。」「儘管我的業績不佳，我還是深深愛著自己、接受自己，也原諒自己。」這就是基礎的拍打法。

接著來到頭頂的位置，我會用足夠的時間和力道拍打頭頂，聽起來的聲音會像是在敲門一樣。重複念誦上述的語句幾次，然後來到鼻子上方、雙眼之間的眉心處，一邊拍打該處，一邊再次念誦上述的語句。

然後我會來到眼睛兩側靠近太陽穴的位置，一邊拍打，一邊再次重複這些語句。接著來到眼睛下方，一邊拍打，一邊複誦這些語句。然後來到鼻子下方人中的位置，再往下拍打左鎖骨。一邊拍打這些位置，一邊複誦這些語句。最後我會再往下，來到左手大拇指與食指之間的虎口，這就是完整的一輪。有時候你只要想著某個問題做完一輪，就會覺得那個問題已經不存在了。

這時你可以說：「儘管我覺得我並不愛自己，我還是深深愛著自己、接受自己，也原諒自己。儘管我覺得自己不配，我還是深深愛著自己、接受自己，也原諒自己。」

「我還是深深愛著自己、接受自己，也原諒自己」這幾句話聽起來很像荷歐波諾波諾，也確實和那四句關鍵話語非常相似。說這幾句話就像是在**對全身進行荷歐波諾波諾**。

我們將拍打與荷歐波諾波諾融合在一起，創造出荷歐波諾波諾釋放技巧。你可以挑選五句基本話語中的任何一句來配合拍打。

如果你想要深入學習拍打，可以上YouTube，那裡有上千部跟拍打技巧相關的影片可以參考。我有一位名叫布萊德・葉慈（Brad Yates）的合夥人，我們一起主持名爲「錢比你想得還要多」（*Money beyond Belief*）的課程，他就拍了數百部影片供大家免費觀賞。你可以上YouTube搜尋「拍打」（tapping）、布萊德・葉慈，也可以輸入EFT或TFT，就會找到非常多關於拍打的基本方法。我的朋友沙利尼（Shalini）也一直在教大家如何靠拍打消除身體的疼痛。你可以用你的鍵盤輸入沙利尼、布萊德・葉慈、羅傑・卡拉漢、吉他僧侶馬修・迪克森，或是我的名字，就能找到所有關於拍打的知識。

質疑信念／選擇法

另一個進階的清理法是「質疑信念」，我稱之爲**「選擇法」**（option

method）。同樣地，就和許多進階技巧一樣，你到處都可以查到非常非常多相關的資訊。

這個方法之所以會出現，是因爲巴瑞．尼爾．考夫曼（Barry Neil Kaufman）想找出辦法來處理他孩子的自閉症。所有人都說：「我們找不到治療自閉症的方法，這個孩子沒指望了。幸好你的其他小孩都很健康。」

考夫曼和妻子蘇西無法接受這樣的說法。他們突發奇想，開始模仿孩子的一舉一動。如果這孩子坐在那裡然後開始轉圈圈，他們就跟著他一起坐在那裡轉圈圈；如果他坐在那裡喋喋不休，說著一些讓人無法理解的話，他們也一樣說些讓人無法理解的話。基本上，他們就是做孩子在做的事，目的是要傳達一個信號：「我們接受原來的你。」

很多人以爲只要單純模仿孩子的動作就好，但其實並不是如此，因爲在模仿的背後存在這樣的念頭：「我們愛你，無論發生什麼事我們都會愛你。這就是你溝通的方式，所以我們也會用同樣的方式跟你溝通。」

考夫曼和妻子這麼做了多年之後——的確花了很長的時間——孩子的

自閉症消失了。他們的兒子拉伍就這樣好了，並且在長大之後成爲能幹的商人，完全不記得自己小時候罹患過自閉症。

考夫曼和妻子後來將這個方法發展成一套對話系統，用來協助那些表面看來可以正常生活，但內心深處有問題待解決的大人。考夫曼夫婦發現，全然、不帶一絲批判的愛和接受，本身就具有療癒的效果，那就是他們對自己兒子做的：「我們愛你本來如是的樣子。我們不需要改變任何事情。我們會模仿你的一舉一動，因爲我們愛你，我們接受你。」

這和荷歐波諾波諾非常接近：「我們愛你本來如是的樣子。」**考夫曼夫婦看待兒子的方式，應該就是神看待我們的方式：「我們愛你。你覺得自己這個人一團糟、少根筋、古怪、跟大家不一樣，或是異常，但我們愛你。」這也就是爲什麼第五眞言「我原諒自己」擁有如此大的力量。**神原諒你的小我做的那些「不光彩的小事」。神接受你。

光是接受一個人，這件事本身就是非常強大的療癒過程。從中，考夫曼學習到該如何用不批判的方式發問，像是：「你爲什麼會認爲事情是這樣的呢？」這聽起來既不壓迫也不讓人覺得語帶批評，不像是：「你怎麼會這樣想啊？」這聽起來感覺就不一樣。前一句聽起來比較像是：「嗯，這還滿讓人好奇的，爲什麼你會這樣想呢？」意思也就是在問，你的想法是從哪裡來的？會讓你這樣想的理由何在？而這又帶出了其他的問題，像是：你相信這些理由嗎？這麼問會讓你開始去懷疑自己的信念。當你開始懷疑自己的信念，並追根究柢找出源頭何在時，這些信念就會被拆解、弱化，最終你可以將之完全消除。

當你看著自己的信念，突然理解到：「這是從我父親、母親，或是阿姨那裡來的；這不是我自己想要相信的事情。」這時，這個信念就會消散、被消除。

有其他人進一步發展了考夫曼努力的成果，其中我最喜歡的就是曼蒂·伊凡斯（Mandy Evans）。自一九八五年開始，她一直都是我的諮商師、治療師、奇蹟教練、療癒師，一路看著我經歷人生中各種極端的跌宕起伏。我推薦曼蒂·伊凡斯作爲另一位關於選擇和質疑信念的指導人。

質疑信念／選擇法的使用方式

如果你想使用這個方法，先問自己三個基本問題：**「我相信那個嗎？我為什麼相信？有沒有其他我更願意相信的？」**

當你看著荷歐波諾波諾，認為它眞的是直接來自神性或其他無法想像的源頭，就會開始了解，一切都是編造出來的。我們並不了解這個世界運作的方式，不知道一切的起源何在，至少無法認同現有的各種說法。我們不了解自己的生命。就算是心理學，也有各種分支學派，都各執一詞。科學也一樣，所有人對科學崇敬不已，但並非所有科學家都認同其他科學家的看法。有人說：「神確實存在，我有證據可以證明。」也有人說：「根本沒有神存在，我有證據可以證明。」這時候，你要相信誰？

對我來說，就是把範疇縮小到個人身上。我得問自己，哪一種說法比較能讓我信服？而我信服的理由是什麼？我依然對佐證這種信念的證據深信不疑嗎？究竟要相信哪一種說法會對我比較好呢？

我們在尋找的是**有用的**信念。例如，對我來說，相信人生的路途上神隨時陪伴在我左右，會讓我更有力量，因爲如果相反，人生就太糟了。我會相信自己的信仰，相信有人在背後支持我；我會相信只要我繼續做荷歐波諾波諾，靈感就會來找我。我相信這些是因爲我**選擇**要相信，而且這麼做對我很有幫助。

這就是底線，當你問上述的第三個問題：「有沒有其他我更願意相信的？」如果這些信念你都無法接受，那你會想要相信什麼？有的話，選它就對了。

我想在這裡給大家舉個簡短的例子。我做了很多可以幫助大家吸引金錢來到身邊的工作，寫了像《現在就能有錢》（*Attract Money Now*）這一類的書，在書中我談到，我們的信念一直在阻礙我們獲取更多的金錢。

舉例來說，以下我說的這句話聽起來很像事實，實際上只是一種信念：「我花的錢愈多，擁有的錢就愈少。」聽起很合理，對吧？如果我們活在一個由自身信念驅使、跟著寫好的劇本走的世界，如同在影集《陰陽魔界》裡那樣，那麼到目前為止，一切都按照無意識編寫的劇本在走。但我們想要有意識地寫自己的劇本，或是讓神性從白板幫我們寫。所有東西都在那裡等著我們去獲取，所以，為什麼我不能改變自己的信念呢？

十多年前，我不斷告訴自己：「我花的錢愈多，得到的錢也愈多。」聽起來跟直覺完全相反，不但沒有邏輯，甚至可以說根本是瘋了：我花的錢愈多，得到的錢也愈多。結果你猜怎麼著？這就是我現在眞實生活的寫照。

我在講臺上分享這個故事。有次一位會計師走上前來，對我說：「我是個會計師，我幫客戶報稅。你說得一點都沒錯。」

「眞的嗎？」我說。

「眞的。如果你相信現在花的錢會讓你在之後接收到更多的錢，你的潛意識就會如此設定，事情就會照著走。」

我的人生過得逸趣橫生。我買了很多吉他和書，不只是為了自己，也是為了別人。當我在開支票的時候，會想：「好了，不知道接下來會換來什麼樣的收穫？」這時的我已經在想接下來會有更多的錢進來。我會開始想類似這樣的事：「好吧，我現在花了五千塊錢，我期待接著會進帳五萬塊錢。我不知道錢會從哪裡來，但我想會有五萬塊進帳。」爲什麼？因爲我選擇了這個新信念。

這是非常進階的荷歐波諾波諾，對於創造你的實相或將事物顯化的各個層面來說，應該都可以算是很高階的技巧。你持續不斷刪除對你沒有好處的想法，清理並清除充滿限制的信念，並透過讓你感到雀躍的靈感來做選擇，藉此創造出屬於自己的實相。

有些從事銷售的人會認爲，因爲被拒絕了太多次，所以自己不是優秀的業務人員。但其實你可以爲任何你想要相信的事情找到各種證據。

我幫助過許多人寫出各種不同的書，包括食譜。如果你對原始人飲食法（paleo diet）感興趣，只要上網搜尋，就能找到一大堆支持佐證。原始人飲食法要你吃得像原始的穴居人——吃瘦肉及其他各種肉類，但如果你是跟原始人飲食法剛好相反的素食主義者，很可能會說：「絕對不要碰肉類。」如果你上網搜尋，也會找到支持茹素的佐證，而且多到嚇死人。如果你想要搜尋有關低碳飲食的資訊，也很容易就可以找到各種證據。高碳呢？我最近看到一種飲食法，說盡量吃各種你想吃的義大利麵，這對你的身體很好。

你身旁圍繞著各式各樣的證據。你要選哪一個？一定要選自己覺得最好，而且符合你信念的那一個。

無論你相信什麼，一定都可以找到證據支持這樣的信念。我認爲「花的錢愈多，得到的錢也會愈多」的新信念，也有證據可以支持。有位會計師跑來跟我說：「嘿，你說得一點都沒錯。」

靜心和呼吸技巧

這世間存在成千上萬的法門，我當然也有最喜歡的。荷歐波諾波諾裡有一種**「哈」（HA）呼吸技巧**：吸氣，慢慢從一數到七，然後吐氣，一邊發出「哈、哈、哈」的聲音，就像在笑一樣，從一數到七。吸氣，數到七，然後閉氣數到七，接著吐氣數到七，然後又屏氣數到七，就這樣持續不斷做這個呼吸練習。

許多靜心方式，包括**「哈」靜心和超覺靜坐**，都讓你有可以專注的對象，藉此占據你的頭腦。多年前，我看過一件T恤上寫著：「靜心不是你想的那樣。」我非常喜歡這句話，因爲這當中有雙重意義：如果你認爲你知道靜心是什麼，那就表示其實你並不知道；而第二重意義是，無論你在想什麼，那都不是靜心。當你在想、在思考時，其實就已經不是靜心了。靜心不是你在想的；靜心超越了你所想的。

你可以利用T恤上的那句話來靜心。當你坐下十五到二十分鐘後，你的腦袋還是會一直東想西想。把注意力集中在這些想法的背後：「我有各種想法，這些想法都不是我。」看看你是否能看見出現這些想法的白板，是否能感覺到出現那些雲——你的想法——的天空。

許多靜心會專注在呼吸上，基本上這都是在引導你靜下來，閉上眼睛，將注意力放在通過你鼻腔的空氣上。你跟隨空氣進入你的肺，然後稍微暫停一下，再把氣吐出來。你可以用嘴巴吐氣，也可以用鼻子。單純只是讓自己敏銳地去體驗身體正在發生的事，就能夠讓人處在當下，這也是爲什麼呼吸靜心的力量如此強大。

我甚至會做**雪茄靜心**。我很喜歡在晚上抽雪茄，而且經常會一邊泡熱水澡一邊抽，讓自己放鬆。這時的我因爲熱水的關係，全身肌肉都快融化了，而雪茄則讓我放慢呼吸。我抬頭看著天空說：「謝謝你、謝謝你、謝謝你。」彷彿看到了滿天燦爛的星斗。這是一種延伸的荷歐波諾波諾靜心。我不一定需要雪茄才能做，但我稱之爲雪茄靜心是因爲我想告訴你，你可以用任何東西來靜心。

超覺靜坐是目前最受歡迎，並且具有科學根據的靜心方式，你會有一個特音（mantra）可以念。你去上第一堂課時，他們會在你耳邊輕聲告訴你專屬於你的特音。我不知道這個特音是不是眞的只屬於你，又或者他們跟所有人都講同一個，但是他們會給你一些可以專注的東西，藉此占據你的意識。

我十多年前曾經跟隨一位靈性導師，他說：「就算你在腦子裡一直念『可口可樂』也沒差。重要的是這個句子能持續占據你的意識，讓你能夠在意識的背後靜心。」到了某個時間點，你的大腦會因爲持續念誦「可口可樂」而感到無聊且迷惘，這個時候，你就能接收到靈感。

我也發現，**閱讀**可以讓我完全沉浸其中，就跟靜心沒兩樣。我是如此全神貫注在書上，身旁的所有事情對我來說完全無感。我進入了出神狀態。當我在閱讀時，有些什麼進來了。究竟是什麼呢？它是從哪裡來的？那就是靈感，我們會說它來自白板、來自神，或來自那片天空。占據我的是閱讀時的靜心。這也許並不適用於所有人，但對我很有用，閱讀一本精采絕倫的書就能達到這樣的效果。

有許多不同的方式可以靜心。我從來沒有做過瑜伽，但知道瑜伽有各種姿勢和動作，其中一個是你整個人躺平，就像死後躺在棺材裡一樣。你一動也不動地躺在地板上，完全靜止，只對周遭圍繞你的一切有覺知。你的感官知覺還活著，但不會像活著時那樣有所動作；你躺在那裡，就像已經死了一樣。我沒有這樣做過，但在我的想像中，讓自己進入「我不動是因爲我已經死掉了」的實相，應該是種會讓感官變得非常敏銳的靜心體驗。這時最挑動你神經的是什麼？你在這一刻的感覺是什麼？

拿回自己的力量

一定要提的是，所有人都能夠受到靈感的啓發，開展屬於自己的靜心方式。每個人都可以有不同的專用字眼或句子，特別是如果所處文化跟我不同，或是使用不同的語言。不同文化中一定有我不知道的字眼，對我來說這個字眼沒有任何意義，但是對生活在這個文化中的人來說卻饒有深意。用這個字眼來靜心，讓它環繞頭腦和靈魂，就能讓他們進入那個地方。

我想再次提醒，不要專注於你的念頭，你有各種想法，但這些想法並不是你。不要專注在你的情緒，你有各種情緒，但這些情緒並不是你。不要專注在你的身體上，你有身體，但這個身體並不是你。這就是一種靜心，帶領你親眼看見所有事物背後的景象。這麼做就是一種靜心體驗，可以讓人找到覺醒的可能。

事實上，荷歐波諾波諾的重點是要讓你成爲自己的大師，要讓你拿回自己的力量。許多人都在向外尋求：「他懂得比我多，她也懂得比我多。莫兒娜最知道要怎麼做。」我們忽視自己內在的知識以及內在的連結，而這一切的最終目標是，**你要仰賴你自己**，你要成爲自己的大師。

如同曼蒂．伊凡斯所說：「就算你向其他作者、講者、諮商師和治療師尋求建議，你又怎麼知道要聽誰的才對？」她的意思是，最終你還是得要相信自己。最終你還是要自己做決定：「噢，我喜歡修．藍博士，所以我要照著他說的話做。」我們都忘了，做決定的是自己。是我們決定了自己夠聰明，聰明到知道哪個人對自己有幫助。於是我們不自覺反轉了事實，並將他

第八章

修・藍博士更高階的療癒哲學

參與電影《祕密》的拍攝後，我拿了一張DVD給修・藍博士。他拿著DVD，翻到背面，看著我說：「我會把它放在架子上。」他心境清明，會知道這東西在當下這個時間點對他有沒有幫助。或許之後他會拿出來看，誰知道呢？

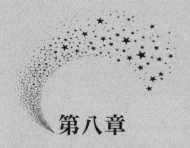

在本章中，我想再稍微深入一點來看這個告訴我荷歐波諾波諾的男人：修．藍博士。其中我特別想要討論的是，他在這幾年間跟我分享的其他智慧和哲學。

就讓我們一個一個來討論，看看修．藍博士眞正的意思究竟是什麼。深入探討這些哲學是很重要的事，因爲其中隱含的意義遠超過表面上所見。

爲所有事情承擔起責任

首先，你必須爲所有事情承擔起責任。意思是，要完整承擔所有責任，不單單是你所想和所做的事，還包括其他人所想和所做的事。

我還記得第一次和修．藍博士通電話時，他告訴我個人責任這件事。我說：「對、對、對，這個我知道，我演講時也講過個人責任這件事。」

但是他說：「那你有沒有聽過『是你創造了自己的實相』這句話？」

「有啊，我在書裡寫過這句話，也教人這麼做，還曾經幫別人把這句話刺青在身上。」

「好，如果是你創造了自己的實相，那麼眼前出現了你討厭的人，或是有人做了什麼惹毛你的事，同樣也都是你創造出來的。」

這時，我啞口無言，因爲我一直在跟別人說是你創造了自己的實相，意思就是，我要對自己說的話和做的事情負責。但修・藍博士更進一步將之拓展到我從來沒有想過的境界，而從我教的其他人的反應來看，他們也從來沒有這樣想過。

這就是爲什麼修・藍博士會說，當他幫忙療癒了整間精神病院裡的罪犯時，他並不只是在處理自己說過的話和做過的事：他也必須爲這些人說過的話和做過的事負起責任。他在讀病歷時，看到他們都是犯下殘暴罪行的謀殺犯或強暴犯，大家都認爲這些人是精神失常的罪犯，而他必須凝視自己的內在，對自己說：「我也有責任。」

我想，在我們成長的過程中，從來沒有人聽過這種程度的個人責任，頂多只會聽到這樣的話：「自己說的話、做的事，都是你自己要負的責任。」很多人，尤其是那些被困在受害者情結中的人，甚至連這種話都不屑一顧。他們不管說了、做了什麼，都能夠找到藉口，會說「這都是你的錯，我會這麼做都是因爲你的關係」「是魔鬼要我這麼做的」，或是「反正絕對不是我的錯」。

賦能是你開始爲自己做的事負起責任的階段，也正是最適合用「事情能不能成功，就看我願不願意」這句話的地方。

但在荷歐波諾波諾中，臣服的人會明白，今天的你，並非只由你一人造成。其他所有人在你的人生中做過的事——也就是說在某種程度、方式或形態上，你也察覺並知道有這些事——你也以某種程度、方式或形態幫助創造了這些事。這就是負起全責的意思，也是施行荷歐波諾波諾的人要面對的最大問題，因爲他們並不想要負這樣的責任。有位參加過活動的人說：「全部的責任並不只是百分之百的責任，而是百分之兩百的責任，因爲你不但要爲自己做的事負責，也要爲其他所有人做的事負責。」修・藍博士會說：「沒有錯。你百分之百對所有事情都有責任。」

雖然你要負起責任，但這不是你的錯。如果我看見或聽見世界上某處發生了可怕的事件，感覺起來好像一切都是我的錯。但讓我回到那位休士頓治療師說的話：「這不是你的錯，但這是你要負的責任。」這不是你的錯。

是的，你要爲你的鄰居、老闆或員工的所作所爲負起責任，但這不是你的錯。你並不是在爲此接受懲罰，不應該對此感到愧疚或哀傷。儘管如此，現在你察覺到了這件事，所以你得做點什麼。

你要做些什麼呢？你持續清理、念誦那四句話、念誦第五眞言，去做接下來受到靈感啓發的任何事，都會讓你朝解決問題的方向邁進。你該做的不是站在原地自責不已，只因爲你以爲自己做錯了什麼事。你並沒有做錯任何事。這並不是你的錯，但你有責任爲它做點什麼。

珍・辛賽蘿（**Jen Sincero**）是我的朋友，也是暢銷書作家，她其中一本書的書名是《相信自己很棒》（***You Are a Badass***），我非常喜歡這本書。她是位很棒的女士，有絕佳的幽默感。這本書讓我印象最深刻的是：「如果你是個糟糕的傢伙，那並不是你的錯。但在你知道自己是個糟糕的傢伙之後，如果還是繼續這樣糟糕下去，那就是你的錯了。」她用開玩笑的口氣指出，直到這一刻爲止，基本上你是不自覺的；直到這一刻爲止，你可能從來沒有聽說過百分之兩百的責任，但現在你知道了。現在你必須做點什麼，因爲你有責任。再說一次，這不是你的錯，卻是你該負的責任。

修·藍博士也說，清理是他唯一的目的；他在這裡只是爲了要清理和清除。他在清理和清除些什麼呢？所有出現在他人生中的經歷和體驗。這意味著，當我出現在他的生活中，他也必須清理我。那次在德州，我把他留在旅館房間自己出門，回來時發現他在看新聞。他看著新聞報導，想找出究竟是什麼觸動了他。那就是他要清理和清除的東西。

爲什麼這很重要？因爲我們想要進入第四階段，覺醒的階段。就我的了解，在覺醒的第四階段中已經沒有任何需要清理的東西了。在那裡，沒有任何會觸動我們的東西，我們已經超越一切了。修·藍博士整個目標和任務，就是清理和清除，這樣就能夠到達平靜、開悟、覺醒的狀態，那個全然覺知的第四階段。

清理和清除很可能是我們終此一生都要持續進行的工作，這一切取決於是誰在做，以及神是否願意給予恩賜。我們的目標是，清除所有對當下這個奇蹟時刻造成阻礙的事物，這就是清理的重要性。不管何時，只要修・藍博士停止清理，在某種意義上他的進度就落後了。也就是說，在邁向開悟的道路上，不進則退。

對我來說也一樣。隨著持續清理和清除，「我愛你、對不起、請原諒我、謝謝你」在我腦袋中已經成爲循環播放的背景話語。這一切都讓我能活在當下並持續清理當下，如此一來我就能擺脫束縛，迎接靈感的降臨。只要我持續這麼做，就朝覺醒這個恩賜更近了一點。我相信這是修・藍博士告訴我的，我唯一的工作就是清理。

修・藍博士說，唯有當你擁有新生兒的雙眼時，你才能眞正看見。對新生兒來說，生命是眞正的奇蹟，是一種發現、是一個耀眼的世界，充滿了色彩和出奇不意的歡樂聲響。等到長大成人後，我們看了很多，也做了很多，經歷過太多的失望。我們有了自己的濾鏡、信念系統和限制，對於哪些事情做得到，我們早有定見，深信有些事是絕對不可能辦到的，而且永遠無法改變。因爲我們是大人，所以很清楚這個世界是怎麼一回事，我們在自己眼前創造了一個充滿限制的世界。

最近我和伴侶麗莎一起去喝咖啡，我們身後有個五歲大的孩子滿是好奇，小聲哼唱著我從來沒有聽過的曲調。麗莎和我非常讚賞她的童稚無知，笑了起來。我們沒有人會一邊哼著歌，端著杯子去櫃檯續咖啡，但是這個小傢伙，仍然非常接近新生兒的狀態，一臉純眞，仍然保有這樣的態度：「我現在想唱歌，所以我唱歌。我現在想哼歌，所以我哼歌。我在這裡玩這些咖啡杯。我不知道咖啡杯是什麼，甚至連咖啡是什麼都不知道。我還不能喝咖啡，大人不准我喝。但這不是很酷嗎？這些杯子有好多顏色，而且很漂亮，觸感也很好喔。」這就是新生兒看世界的角度。

我沒有小孩，但親眼見過小孩、小狗和小貓出生。他們用一股熱誠來探索生命，那是我早已失去的感覺。這種熱誠絕少會再回來，但其實是有可能再度出現的，而且，我也可以擁有，只是我得更常提醒自己。

雖然新生兒擁有單純和無知，但並非全然一無所有，因爲正如我前面提到的，我們出生時都帶有某些程式設定。不過絕大部分都還是一無所知的狀態；我們剛從零的狀態來到這裡。我們很接近零，也還很接近無限喜樂的體驗。從很多方面來看，我們剛離開神的懷抱，依然記得那懷抱的溫暖感受，所以能更清楚感覺到身爲無限存有的喜悅和感激。

清理，然後放下；清除，然後相信

修・藍博士還有另一句座右銘：「清理，然後放下；清除，然後相信。」在我的著作《祕密祈願者》中，我寫道：「要讓祈禱發揮效果，其實有個三步驟的方法。」這有很大程度受到我與修·藍博士共事，以及我對荷歐波諾波諾的了解所影響。

如我所說，第一步就是要**心懷感恩**。我們在祈禱時唯一該說的就是「謝謝你」。如果能深入檢視自己的人生，看見我們得到的一切，以及仍然持續在獲得的一切，一定會大大顚覆自己的想法。眞心接受「我們被賦予了如此這般的生命、如此這般的美好、如此這般的豐盛」這個事實，勢必會讓我們的小我被擊碎。空氣、地球，所有讓我們得以活著的事物——我們什麼都沒有爲它們做，就這樣笑納了，並視之爲理所當然。我們很少會停下來對它們說：「謝謝你做的一切。」這超越了你對你的孩子、伴侶、你居住的地方，或是擁有你現有能力的感激之情。我也一樣，做我必須做的事。我在過我的人生、活出生命的喜悅、追尋夢想、發揮熱情，我寫書，做各種有意義的事，像是寫下這本可以讓讀者的人生有所不同的書。這能夠讓我們進入感恩的第一步，祈禱就是要從這裡開始：謝謝你。眞心眞意地這麼說，眞的發自內心，從你的靈魂中找到這份感激。

第二步是**提出請求**。修・藍博士說過，祈禱就像是請願。大多數時候我們總是會想要某些東西：我的伴侶生病了，希望她能夠好起來；我希望這本書能夠在全世界大賣，好讓人類的生活有所不同；我希望大家能夠因爲我做的事，在更高的意識狀態中醒來並開悟。

我會做出這些請願。我姊姊的身體狀況不太好，所以我會這麼請求：「請治癒邦妮。我希望她能夠變得健康、快樂、富有又充滿智慧。」這些都屬於祕密祈願者的第二個步驟。

第三個步驟是**放下**。放下會讓你重新獲得信心，讓你能夠再次信任，回歸最基礎的荷歐波諾波諾原則，那就是：宇宙、神、大地之母都在聆聽我們說話，祂們會採取行動，也會對我們做出回應。

幾年前我開設了一個工作坊，名稱叫作「願望實現週」，在其中談論到去找白板請願。我說：「當你在白板的狀態時，就能接收到靈感，但你也可以傳送你的請求。白板就是你向偉大事物提出請求的地方：『我想要做這樣的事，我想要成爲這樣的人。』」白板就是那個可以發揮吸引力法則的地方，也非常接近第二個階段：賦能。

在「放下」這個步驟中，你會跟偉大事物說：「這是我的請求。」說完就放下。你對這個請求沒有需索。你對這個請求沒有成癮。你對這個請求沒有執著。當然，你一定有希望可以如願的事——要不然你也不會提出請求了——但是你要放下，同時相信，事情會在適當的時間發生，或者不發生。事情不是由你掌控，而是掌控在偉大事物手上。我的書《相信就可以做到》對很多人來說算是吸引力法則的寶典，在其中我寫道：「當你在陳述目標時——其實就很類似是在陳述你的意念——你會用這句話作結：『我想要這樣，或是比這樣更好的結果。』我希望事情能夠這樣發展，如果不是，那就是比這樣更好的發展。」古代的斯多噶學派有一句保留條款是這樣說的：「除非神或信心有意見，否則事情一定會如此。」他們用了「信心」這個詞，代表「除非你沒有信心」。祈禱是種請願，但是你必須要有信心，必須要感恩，也必須要放下。

修．藍博士也教導我們，擁有一顆清明的心是你人生中最重要的資產。

我還記得跟他一起參加過一場研討會。「你都是怎麼做決定的？」我問他，「你怎麼知道該如何行動？你眼前有A計畫和B計畫，你怎麼知道要選哪一個？」

他說：「只要你的心境夠清明，就會知道其實沒有什麼需要選擇。」

我向參加研討會的人重複這句話，所有人都驚呼：「啊！」他們都懂這是什麼意思。

當你心境清明時，就會知道其實沒有什麼需要選擇，因爲你不需要去思考這件事。你面對眼前的抉擇，但因爲你的意識夠清明，就不會有需要考慮「我應該走左邊還是走右邊？」的時刻。你**自然會知道**該走哪一邊，因爲你的心境清明。

荷歐波諾波諾幫助我們變得心境清明。愈常做荷歐波諾波諾，愈常清理、念那四句話和第五眞言，或是去做任何能夠把充滿限制的信念移除的事，就愈能夠進入生命之河的自然流動中。我不需要去想，因爲我心境清明；如果我需要去想，就表示我還不夠清明。我還得繼續清理記憶和限制，才能讓自己進入內在知曉的狀態。我的內在知曉告訴我應該要這麼做。

我爲什麼會有這樣的內在知曉、這樣的清明？因爲我一直在淡化記憶。過去的記憶經過沖洗、清理，已經被消除了，現在的我處在意識非常純粹清明的狀態中。

不是人的問題，是程式的問題

修・藍博士的另外一句格言是：「不是這個人的問題，是程式的問題。」有次我和修・藍博士一起上了一個廣播節目，他們讓聽衆現場叩應問問題，有個男人打來。他是個好戰、惡毒又負面的人，我當時非常尷尬，心想：「噢，我的天啊！我的大師、我的零極限先生在這裡，這些人竟然打電話進來，把他當作新來的菜鳥對待。這到底是怎麼回事？」

等到廣播節目開始播放廣告，我向修‧藍博士道歉：「我完全不知道我們要上的是什麼樣的節目。我不知道會開放現場叩應，不知道會有像剛剛那樣的人打電話進來。」

修‧藍博士跟平常一樣冷靜，說道：「不是那個人的問題，是程式的問題。」

一開始我以為他說是廣播節目的問題（譯注：「程式」和「節目」的英文都是program），但他不是這個意思，他指的是那個叩應的人身上無意識的設定。而我學到了很重要的一課：那個人之所以會打電話進來，是因為他的信念系統。他對這個世界有他的看法，有他的心理架構。這個人跟所有人一樣，都被神所愛和祝福，但是在某個時間點，他受到程式設定，變得既負面又憤怒，就像機器人一樣接受了這個心理程式，完全不知道自己被設定了，而機器人就只是按照程式的設定在生活。他會被觸動是因為他的程式設定，所以他才會叩應進來猛烈攻擊修‧藍博士。他會這麼做並不是因為他本來就是個邪惡的人，而是因為他的程式設定。當我理解到這一點時，眼淚從我眼中滴落。每一個人都有程式，我們全部都是——你、我、所有人。

一九七〇年代，我是個在德州達拉斯街上的遊民，當時我身上的程式和今天的我截然不同。我看著眼前的世界，覺得所有事情都在和我作對，處於全然的孤單、悲傷和憂鬱的狀態之中。當然我很想靠寫作來讓生活變好，但當時只能孤軍奮戰。在我眼前的世界，放眼望去盡是匱乏、限制、不足、負面和邪惡。

今天的我不再有這樣的感覺。在生理上我仍然是同一個人（雖然老了不少），但現在我身上的程式，跟一九七〇年代時的喬·維泰利不一樣。

你知道是哪裡不一樣嗎？現在的我可以抹消並刪除舊程式，然後安裝更多新程式進去，並讓自己更常處在生命之流的自然狀態中。

我希望你至少能夠提醒自己，面對那些看起來充滿威脅、心態很負面，或是可能會傷害你的人時，一定要記得，問題不是那些人，而是他們身上的程式。

當你清理自己，用「我愛你、對不起、請原諒我、謝謝你、我原諒自己」或其他清理工具進行清除時，你就是在幫助那些人刪除他們的程式。

這裡的經驗法則是：**如果你在他人身上看到了某種程式，很可能你也有相同的程式**。就如榮格所說，如果你對他人的行爲感到憤怒，很可能你本身也有跟對方相同的部分。從荷歐波諾波諾的觀點來看，你不會試圖去改變其他人，而是會試著刪除自己的程式。隨著你刪除程式，對方也會改變或離開，又或者你不會再對他們生氣，因爲你們之間的程式連結已經被切斷了。

你已經完美無缺了

下一句格言是：「你已經完美無缺了。」大家第一次聽到這句話時，都會想：「是啊，我已經完美無缺了，但我還是需要清理，因爲我還有不完美的地方。」

回想一下本書一開始說的：最關鍵的分離就是我們與神性的分離。一開始我們就已經處於這樣的分離狀態，之後又與神性更加疏遠，因爲我們感到孤單。

修・藍博士要告訴大家的是，你本身就已經具有神性了，你內在的本質就是那份來自白板的純淨。在性格、信念、程式、分離、假象的背後，你是完美無缺的。這就是看見核心的你，這就是看見超越了記憶、信念和自我形象——也就是你在有意識或無意識的狀態下對他人描述的自己——的你。我們在看的是源頭，而這源頭就在你裡面。

這就像是對一滴水說：「你就是海洋。」這滴水會說：「我才不是海洋，只是渺小的一滴水。」不，你就是海洋，你來自海洋，你反映出海洋，就本質來說，你就是海洋。你就是神性，你就是神，你是白板的一部分，你是靈感本身。佛教徒會用「本來面目」這個詞，而你的本來面目就是完美。

無論你身在何處，都沒有掌控權

另一句格言是：「資料主張自己的正當性，而你會主張資料的正當性，所以無論你身在何處，都沒有掌控權。」一開始這聽起來讓人有點搞不懂意思，但對修．藍博士來說，資料就是在你腦中喋喋不休的那些信念，也就是所有存在我們腦袋中，讓我們與神性分離的東西。我們很容易就會被它纏住。就算你在閱讀本書，還是會藉由自身擁有的資料來過濾書中的內容。你正在閱讀這些資訊，但是你會將之視爲輸入的資料，然後把它與自己擁有的資料比對。碰到與你的資料相符的地方，就會說：「噢，喬貞是個很酷的傢伙，他說的都是我相信的東西。」而當資訊跟你的資料不相符，因爲你擁有不同的過濾系統時，就會說：「天啊，很多地方他都說錯了。我完全不同意他說的話。」或者這一切都會被你視爲無用之物：「算了，這個人根本就活在另一個星球。」

從很多角度來看，資料阻礙了我們開悟，因爲開悟存在所有資料的背後。資料背後有白板、純淨狀態、全然的零意識，那裡是萬物開始的地方；在那裡，一切都有生命。我們在白板上寫下東西：我們寫下資料、寫下我們的信念。心理學說，所有人都因爲自己的信念系統而擁有不同的現實，而這樣的信念系統是由每個人的成長過程與背景造就的。如果我指著一杯水說「這裡有一杯水」，你一定會同意我的說法，只不過在你眼中看到的那杯水，跟我看到的並不一樣。我們利用資料提供的詞彙，找到最貼近彼此對現實的共識。

只要談論的是某個中性事物，像是一杯水，那麼我們就不會起爭執。但如果開始討論某些更敏感的事情呢？我可能會說：「在這裡的這個人是個好人。」你和我看著同一個人，但因爲你的信念系統，你看到的會是另一個不一樣的現實。

你的信念系統就是修·藍博士說的資料。有時在研討會中，他會對那些一直問問題的人失去耐心，會說：「這些問題全都是狗屁。」當有人發問時，你可以很清楚看見這個問題是由頭腦而來，其中充滿了資料。而在頭腦背後的是什麼？在資料背後的是什麼？在我們個性背後的是什麼？完美到底在哪裡？這就是荷歐波諾波諾和修・藍博士想要點出來的地方。當你認眞地開始去做之後，你就會說：「天啊，如果我再多問一個問題，就證明了我根本沒有領悟任何事。我得閉上嘴巴並理解到，即便是想問問題的那股衝動，都是因爲資料想要擴展自己的勢力範圍。我們想要超越這個狀態，進入資料背後的那個世界。」

不需要意念

我想特別指出來的最後一點是：**你不需要意念，讓神性啓發你。**

參與電影《祕密》的拍攝後，我拿了一張DVD給修・藍博士。他拿著

DVD，翻到背面，看著我說：「我會把它放在架子上。」

「等等，你不打算看嗎？」

他常做這樣的事，因爲他對事物會有某種感知，能看清楚它的本質；再加上他心境清明，所以會知道這東西在當下這個時間點對他有沒有幫助。或許之後他會拿出來看，誰知道呢？

對修・藍博士來說，吸引力法則和表明意念這兩件事，其實都是延伸資料並活在更多限制中的做法。我第一次聽到他這麼說時，其實覺得被冒犯了，但還是保持開放的心態聽他說完。對他來說，表明意念就等於是在說你有一定得去做的事，或者說根據你的資料，你認爲這件事應該辦得到。這是根據你在可能性這個範疇中曾經讀過、做過、聽過並且相信的東西而來。但這些全都牢牢地禁錮在你的信念系統中，所以你才會這麼想。

修・藍博士想要做的是刪除這些資料系統，這些資料系統是種限制。就算你相信某件事情有可能，這種相信也只是另一種新的資料系統。就連「一切都有可能」這句話都是出自一個新的資料系統——這是個比受害者情結更好也更有力量的資料系統，但依然是個被植入的限制系統。

修・藍博士總是專注聆聽神性。當神性給予靈感時，就照著去做。

我說過，我認爲意念是軟弱的人才需要的東西；我喜歡的是靈感。而我喜歡的說法是：**靈感就是我的新意念**。當我接收到靈感要我去創造某樣事物時，我會將之視爲我的新任務。現在靈感就是我的意念。我讓它從靈感而來、從神性而來，而不是從受限的小我意識而來，小我的意識會說：「這有可能辦到，如果成了會很酷。」靈感可能會讓我驚訝，因爲它來自比我的頭腦更廣袤也更深沉的所在。

當你釋放了自己，你就釋放了全世界

結論就是，我想說我充滿感激。我們所有人讀完這本書後，都應該把感恩當作收穫。荷歐波諾波諾的心知道此刻的你早已活在奇蹟中，你已完美無缺。唯一橫亙在你與奇蹟之間的，就是資料，其中是你的信念、心態，以及我們加進去的各種故事，而這些全都能夠被清理並清除。不管是「我愛你、對不起、請原諒我、謝謝你」，或是新的第五眞言「我原諒自己」，或是其他任何有用的工具，好好利用它們讓自己進入下一個階段。

身爲本書的讀者，你或許已經對受害者情結沒有興趣。你可能已經超越受害者情結，進入賦能的階段。但別忘了還有臣服，荷歐波諾波諾就在這個階段中，再來還有覺醒。我們希望能夠修練自己。其實我們唯一的工作，就是修練自己，因爲正如荷歐波諾波諾教導的，沒有其他人了，就只有我；就只有你。無論你採取的方法是什麼，持續做下去，因爲你正在釋放自己。

如同修．藍博士所說，當你釋放了自己，你就釋放了全世界。當你從意識中清除了限制，你就從全世界的集體意識中清除了限制。這是件不得了的大事，代表修練自己能夠拯救地球。修練自己是高尚的行爲，這麼做能夠讓世上每一個人都因此延伸，活得更加豐盛。

無論你使用哪一種方法，不要停下來。每天早上起床，練習、找時間靜心，不管任何時候，只要你覺得合適，就做荷歐波諾波諾。讓自己靜默，因為靜默其實並非無聲。最後，期待奇蹟的到來。

關於作者

喬·維泰利博士是全球知名的作家、行銷大師、音樂家，以及電影、電視和廣播節目競相邀約的人物，同時也是世界前五十大靈性講師。

他的暢銷書包括《相信就可以做到》《現在就能有錢》《零極限》《新·零極限》《零極限·第五眞言》《奇蹟：開悟的六個步驟》，以及《一切都有可能》。

他也錄製了許多暢銷有聲書，像是《失落的祕密與零的狀態》《無恥行銷力量大》，以及《覺醒課程》。

他在多部賣座電影中擔任吸引力法則的主講專家，包括《祕密》，也發現了電影中沒有揭露的「失落的祕密」。曾受邀參加各種電視節目，包括賴瑞金的直播秀、唐尼·德茨奇的《大有想法》，以及美國有線電視新聞網（CNN）、國家廣播公司商業頻道（CNBC）、哥倫比亞廣播公司新聞臺（CBS）、美國廣播公司新聞臺（ABC）、福斯新聞臺（Fox）：Fox & Friends，以及Extra TV等頻道。曾登上紐約時報與新聞週刊的人物專訪。

近期最爲人稱道的事蹟包括：成爲全世界第一位以自我幫助爲主題的

歌手兼作曲人，如同二〇一二年滾石雜誌的報導記載。到目前爲止，他已發行了十七張專輯！有多首歌曲廣爲人知，同時也獲得有「正面音樂界葛萊美獎」之稱的波西獎（Posi Award）提名。

他除了是知名的思想家，也是療癒者，幫助大家清理潛意識中的限制信念。他也是當代荷歐波諾波諾的忠誠實踐者，以及靈氣、氣功、臨床催眠治療、NLP等療法的合格治療師、牧師及形上學博士。

他是位尋求者，也是位學習者，曾經流落街頭成爲遊民的他，花了四十年學習如何在毫不讓人抗拒的情況下，掌握能夠帶來純淨創造能量的方法，同時也開發了奇蹟教練和零極限大師課程，幫助大家達成人生目標。現居美國德州奧斯汀。

網站：www.MrFire.com。

Eurasian Publishing Group
圓神出版事業機構
方智出版社
Fine Press

www.booklife.com.tw　　reader@mail.eurasian.com.tw

新時代系列 194

零極限・第五真言：荷歐波諾波諾的進階清理與釋放

作　　者／喬・維泰利（Joe Vitale）
譯　　者／張國儀
發 行 人／簡志忠
出 版 者／方智出版社股份有限公司
地　　址／臺北市南京東路四段50號6樓之1
電　　話／（02）2579-6600・2579-8800・2570-3939
傳　　真／（02）2579-0338・2577-3220・2570-3636
總 編 輯／陳秋月
副總編輯／賴良珠
主　　編／黃淑雲
責任編輯／溫芳蘭
校　　對／黃淑雲・溫芳蘭
美術編輯／李家宜
行銷企畫／陳禹伶・王莉莉
印務統籌／劉鳳剛・高榮祥
監　　印／高榮祥
排　　版／杜易蓉
經 銷 商／叩應股份有限公司
郵撥帳號／18707239
法律顧問／圓神出版事業機構法律顧問　蕭雄淋律師
印　　刷／祥峰印刷廠

2021年10月　初版
2023年9月　8刷

The Fifth Phrase: The Next Ho'oponopono, Zero Limits Healing Stage
Original English language edition published by G&D Media.

定價320元　ISBN 978-986-175-632-5

如果你想更加了解真正的荷歐波諾波諾是怎麼一回事，從《零極限》停下來之處繼續下去，那麼你來對了地方。如果你很好奇現代的荷歐波諾波諾源自何處，以及修・藍博士那位聽起來像個瘋子的老師是何方神聖，你也會在本書中找到答案。

——《新・零極限》

國家圖書館出版品預行編目資料

零極限・第五真言：荷歐波諾波諾的進階清理與釋放／
喬・維泰利（Joe Vitale）著；張國儀 譯.
-- 初版. -- 臺北市：方智出版社股份有限公司，2021.10
224面；14.8×20.8公分 --（新時代系列；194）
譯自：The fifth phrase : the next Ho'oponopono, zero limits healing stage
ISBN 978-986-175-632-5（平裝）

1.宗教療法　2.靈修　3.成功法

418.982　110013636